스스로 할 수 있는 재택

'코로나 19' 치료와 예방법

스스로 할 수 있는 재택 '코로나 19' 치료와 예방법

초판 1쇄 2020년 12월 23일

저자 윤승천
발행인 윤승천
발행처 (주)건강신문사

등록번호 제 25100-2010-000016호

주소 서울특별시 은평구 가좌로 10길 26
전화 02)305-6077(대표)
팩스 02)305-1436 / 0505) 115-6077

인터넷 건강신문 www.kksm.co.kr / www.kkds.co.kr
한국의 첨단의술 www.khtm.co.kr

ISBN 978-89-6267-110-0 (03510)

'코로나19' 제대로 알고 대처하자.
나와 내 가족은 내가 지킨다.

스스로 할 수 있는 재택

'코로나 19' COVID-19
치료와 예방법

저자 **윤승천**
발행인, 대표, 의료평론가

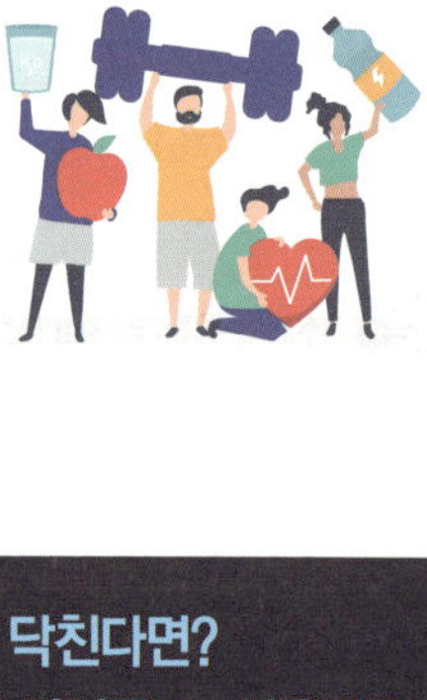

'코로나 19' 대유행이 현실로 닥친다면?
국가는 나와 내가족을 정말 안전하게 지켜줄 수 있을까?
나와 내가족은 과연 살아남을 수 있을까?
마스크를 쓰고 거리 두기를 한다고 해결될 수 있는가?

건강신문사
kksm.co.kr

| 목 차 |

바이러스('코로나 19'), 또 인간을 공격하다

냉정하고 아주 솔직하게 말한다면 인간은 바이러스를 박멸할 수도, 바이러스로부터 완전히 벗어날 수도 없다. 아무리 인간이 발버둥쳐도 지구상에서 바이러스를 완벽하게 차단하거나 제거하지는 못한다.

마스크를 쓰고 격리하고 거리두기, 백신을 맞는다고 바이러스로부터 안전할것으로 생각한다면 크게 잘못됐다. 한시적이거나 국지적인 방역, 차단은 될 수 있으나 항구적으로는 불가능하다.

메르스, 에볼라, '코로나 19', 에이즈, 사스, 신종플루, 러시아 독감, 에스파냐 독감, 아시아 독감, 홍콩독감… 거기다 조류독감, 구제역, 돼지열병 등등.

여기에 시도때도 없이 사람에게 전염되는 종류조차 다 알 수 없는 수많은 감기, 독감 바이러스, 간염… 등등 종류만 다를뿐 모두 바이러스다. 이런 바이러스들은 사라진 것처럼 보이다가도 자연의 어딘가에 숨어있거나 아니면 야생동물이나 가축의 몸속에 잠복해있으면서 어느순간 또 인간에게로 전파된다.

따라서 지금으로서는 최소의 희생으로 공존할 수밖에 없는 것이 현실이다. 인간이 자연을 정복 할 수도, 이길 수도 없는것과 같은 이유이다. 잠잠해질만하면 몇 년에 또 한번씩 인

간을 공격해 공포에 떨게 한다 그래서 최소한의 희생으로 공존할 수 있는 방법을 찾아야 한다.

이 책은 이러한 바이러스를 이기면서 공존할 수 있는 생활 건강법에 관한 내용을 정리한 책이다. 어쩌면 이미 알고 있을지도 모르는 쉽고 단순하게 실천할 수 있는 평범한 생활 요법들이다.

약도 없고, 치료법도 없고, 정부와 의료계가 격리나 거리두기외에는 뾰족한 대책이 없다고 환자와 가족, 국민들까지 속수무책으로 있을 수 만은 없는 일이다.

현재 국내 임상의료 분야는 세계 최고 수준이다. 그럼에도 '코로나 19'에는 대증요법외에는 특별한 치료약이나 방법이 없다. 그리고 정부의 방역시책이나 현대의학의 치료방법이 모두 절대적으로 옳다고만도 할 수가 없는 실정이다. 또한 국가의 방역 지침과 의료계의 처치에 따른다고 생명과 안전이 보장되는 것도 아니다.

실제로 바이러스의 예방과 치료를 전적으로 방역당국과 의료진들에게만 의존할 수가 없는 상황이 초래되고 있기도 하다.

개개인이 알아서 대처해야 할 각자도생各自圖生의 지경이 올 수도 있는 상황이다. 그런 측면에서 이 책은 사스, 신종플루, 에볼라, 메르스 사태때와 마찬가지로 국가와 제도권 의료계에서 일일이 다 챙길 수 없는 재택 자가요법에 관해 정리한 내용이다. 각자 도생에 관한 자가 치료와 예방법이라 할 수 있겠다.

그럴려면 먼저 '코로나 19' 바이러스에 대해 제대로 알아야 한다. 이같은 관점에서 이 책이 '코로나 19'를 비롯한 감기 바이러스에 대한 왜곡된 정보를 바로 잡고 일반인들이 정확한 정보를 통해 '코로나 19'를 이겨낼 수 있도록 마중물 역할이라도 할 수 있었으면 하는 바램이다.

물론 이 책에서 소개된 방법들도 절대적이지는 않겠지만 그래도 감염의 확률을 낮추며, 운나쁘게 감염됐다 하더라도 큰 위험없이 치료하는데 도움을 줄 수는 있을 것이다.

1부는 지금 현재 전세계적으로 유행하고 있는 '코로나 19' 바이러스에 대한 내용인데 오래전부터 주장해오던 바이러스에 대한 필자의 생각들이다. 일부 내용은 2009년도 발간한 신종플루 관련 책 내용과 중복되기도 한다. 어차피 기본은 같기에 강조하는 차원에서 고치지 않았다. 이런 점에 대해서는 독자들께 미리 양해를 구한다.

2부는 2009년 또 세계를 공포에 떨게하던 '신종플루'에 관한 내용이다. '신종플루'나 '코로나 19'나 이름만 다를뿐 감기를 유발하는 바이러스중의 하나이기 때문에 치료, 예방이나 생활요법들은 비슷비슷하다. 따라서 '코로나 19'에도 그대로 적용하면 되기에 당시 머리말까지 그대로 재 수록했다.

3부는 건강신문사에서 지난 30여년동안 출간한 책들중에서 '코로나 19' 예방과 치료 및 재택 건강 관리에 도움이 될만한 책을 일부 간추려서 소개했다. 격리나 재택중이라도 대부분 혼자 또는 가족들과 실천 할 수 있는 방법들이다.

노약자들이 확진율, 사망율이 높은 것은 별로 놀랄일이 아

니다. 사실상 뉴스거리도 되지 않는다. 암, 당뇨같은 기저 질환자들이나, 요양원, 요양병원등지에 수용(?)돼 있는 고령자들이 위험한 것은 너무나 당연한일 아닌가?

그분들에게 바이러스를 이길 무슨 힘이 있는가? 면역력이 있겠는가?

요양원, 요양병원의 가슴아픈 현장과 실태를 알고 있거나 경험해 본 보호자, 가족들이라면 필자가 왜 이런 말을 하는지 알 것이다.

건강한 사람이나 젊은 층은 당연히 '코로나 19'도 대부분 평소 감기처럼 무증상이거나 가벼운 증상으로 앓고 넘어간다. 그럼에도 여전히 대다수의 국민들은 병원에 입원하고 병원에서 치료해야만 고칠 수 있을것으로 생각한다.

그래도 우울하거나 불안한 마음이 든다면 스물아홉분의 여류시인들이 귀하에게 보내는 <세상의 존귀하신 분들께>나 천숙녀 시인의 <안부>를 묻는 편지를 받아보시라. '코로나 19'를 이기는 강력한 정신의 항체를 얻게 될 것이다.

"당신이 참 그립습니다.
잘 지내시는지요?"

천숙녀 시인이 코로나 팬데믹으로 우울하고 불안한 귀하에게 보내는 '안부' 인사이다.

2020년 12월 10일
윤승천
(발행인·의료평론가)

코로나 우울, '나'를 찾는 계기로 삼기를

'코로나 19' 사태가 장기화됨에 따라 우울, 불안, 짜증을 겪는 사람들이 많아졌다. 소위 '코로나 우울'라고 불리는 현상이다. 사회적 동물인 인간은 사회생활을 하면서 사람들과 관계를 맺고 살아가야 하는데, '코로나 19'로 인해 지금까지의 사회적 관계가 모두 깨진 탓이다.

일례로 피부 접촉을 통해 서로의 친근감을 확인했던 악수는 주먹을 부딪치는 '주먹 악수'로 바뀌었다. 회사에서는 재택근무와 비대면 회의가 증가했고, 학교에서도 원격강의 비중이 커졌다. 이전까지 당연히 직접 만나서 했던 많은 일들이 모바일이나 인터넷 등을 활용하는 소위 '언택트(Untact: 접촉을 뜻하는 콘택트에 반대를 뜻하는 접두사 Un을 붙인 신조어로, 접촉 최소화를 뜻함)' 활동으로 옮겨간 것이다. 이렇듯 '코로나 19' 사태는 새로운 사회 질서와 표준을 만들어내고 있다.

과거를 기준으로 현재나 미래를 판단할 수 없게 된 것이다. 이런 상황에서는 변화를 받아들이려는 자세가 중요하다. 먼저 요즘처럼 비대면 접촉이 늘고 있는 와중에는 우울감이나 슬픔, 스트레스를 느끼는 것이 당연하다는 사실을 인정해야 한다. 인간이 변화에 적응하려면 신체적 혹은 정신적 스트레스를 받을 수밖에 없다. 따라서 이런 증상들로 힘들다면 언택

트 방식을 활용해 친구나 동료, 가족들과 대화를 나누면서 불안감을 해소하는 것이 좋다. 또한 TV나 유튜브, 넷플릭스 등 미디어를 오랜 시간 접하며 무의식적으로 간식을 곁들이고 있다면 주의할 필요가 있다. 생활 반경이 줄어들수록 규칙적인 수면과 운동, 적절한 식이조절 등을 지켜야 신체적 · 정신적 건강을 유지할 수 있기 때문이다.

새로운 취미를 하나쯤 만드는 것도 이번이 좋은 기회다. 사람은 일하는 시간과 쉬는 시간을 적절히 배분해야 건강한 삶을 살아갈 수 있다. 그런 의미에서 취미활동은 휴식을 즐기며 코로나 우울을 이겨낼 수 있는 해법이다.

특히 뜻밖에 주어진 이 시간 동안 스스로를 되돌아보는 것도 적극 권장한다. 직장과 사회 생활을 동시에 해내는 현대인들은 스스로를 객관적으로 들여다볼 기회를 잃어왔다. '나는 과연 누구인가?'라는 거창한 물음을 뜻하는 것만은 아니다. 지금까지 살아온 삶을 되짚어보고 앞으로의 삶을 소소하게라도 구상할 수 있다면 충분하다. 이런 과정을 통해 스스로를 들여다보고 그 중심을 튼튼히 할 수 있을 것이다. '코로나 19' 이후 달라질 삶의 방식에 대해 두려움이 늘어날 수 있다. 하지만 어떤 상황이 펼쳐지든 잘 적응하고 건강하게 생활하기 위해서는 변화를 응시하며 고민해야 한다.

권준수 교수
(서울대병원 정신건강의학과, 前 대한신경정신의학회 이사장)

1부

'코로나 19'란 무엇인가?

1. ‘코로나 19’란 무엇인가?

‘코로나 19’로 전세계가 온통 전시같은 초비상이다보니 뭔가 엄청난것 같지만 ‘코로나 19’의 실체는 그냥 우리가 너무나도 잘 알고 있는 감기입니다.

비록 전염력과 병원성이 높다해도 본질은 감기를 유발하는 수백 종류의 바이러스중 하나일 뿐입니다. 바이러스 모양이 ‘태양의 둘레에서 밝게 빛나는 불꽃’같은 ‘코로나’ 모양을 닮았다고 해서 ‘코로나’라고 이름을 붙인것입니다. 심장을 둘러싸고 있는 심장근육 동맥혈관의 모양이 왕관처럼 생겼다고 해서 ‘관상 동맥’이라고 하는것과 같은것입니다.

그런데 이 '코로나' 모양의 바이러스는 이미 오래전에 의학계가 확인한 것입니다. 2003년 괴질이라며 전 세계를 두려움과 공포에 떨게 했던 '사스'에 이어 2015년도에 또 세계를 공포에 떨게했던 '메르스'도 실체는 박쥐로부터 인간에게 전염됐다는 '코로나' 바이러스입니다. 그럼에도 예방백신이나 치료약이 없는 것은 이 바이러스 또한 생물체이다 보니 사람같은 숙주에서 살아남기 위해 끊임없이 변이를 일으키기 때문입니다. 지구상에 존재하는 바이러스의 종류를 인간이 다 알 수는 없습니다. 수천 또는 수십만 종일 수도 있기 때문에 모를 수밖에 없습니다. 지금까지 의학계가 알아낸 종류는 수백가지 정도 될 것입니다.

이처럼 바이러스나 세균의 종류를 정확히 알 수가 없기에 의학이 아무리 발달해도 의학에 의한 모든 질병의 예방·치료는 사실상 불가능합니다. 그러다보니 그때그때 확인되거나 유행하는 특정 바이러스 또는 특정 세균에 의한 질병의 예방 및 치료 밖에 할 수 없는 실정입니다.

바이러스의 대유행은 인간에게 있어 어제 오늘만의 일이 아닙니다. '에이즈', '사스', '조류독감', '신종 플루', '에볼라', '메르스', '코로나 19' 등 한번씩 바이러스가 인간을 공격할 때마다 불안에 떨고 있습니다.

1960년대 홍콩 독감, 1950년대 아시아 독감, 1910년대 스페인 독감은 인간을 덮쳐 수십만에서 수백, 수천만명을 사망에 이르게 했습니다. 지금까지 인류사에서 인간의 목숨을 가장 많이 앗아간 대재앙도 전쟁이나 지진, 해일이 아닌 유행성 바이러스, 즉 감기입니다.

따라서 지금 오히려 심각한 것은 '코로나19'바이러스 자체보다 이 상황에 대해 지나치게 공포감과 두려움을 갖는것입니다. 2020년 12월 10일 현재 감염률 0.1%대, 치사율은 1%대로 집계되고 있는데 우리나라 전체 인구대비 유추해서 계산해보면 대략 감염자수가 추정될 것입니다. 물론 유증상자와 건강한 사람의 검사 결과는 차이는 있겠지만, 어쨌던 대부분의 사람들은 이 시간에도 '코로나19'에 감염된지도 모르고 있거나(무

증상 감염), 가벼운 감기, 몸살정도로 넘어가고 있을것입니다. 이제와서 전문가들도 집단감염, 집단면역이라는 단어를 거론하며 인체의 자체면역력을 강조하는것도 이런 이유 때문입니다. 3천5백만명에 항체가 생겨 집단면역이 될려면 적어도 4천만명 이상은 감염되야 할것입니다.

'코로나 19'증세에 대해서도 한번 살펴봅시다.

인후, 상기도, 폐등에 집중적으로 염증을 유발해서 중증으로 진행되기도 합니다. 공기나 침(비말), 분비물 등을 통해 호흡기로 감염되니 당연히 코나 목, 기도, 폐 등 호흡기 관련 증상이 나타나는것입니다. 이것이 심해지면 결국은 피가 오염됐다는 패혈증으로 진행됩니다.

피는 또 폐, 심장, 간, 콩팥과 마치 직항로처럼 연결돼 있어 이들 장기들은 모두 피로 가득차 있습니다. 때문에 평소 이들 장기에 문제가 있으면(기저질환) '코로나19'에 당연히 더 위험할 것입니다. 다른 바이러스의

증상과 진행도 이와 다를바가 없습니다. '코로나 19'만 폐렴, 폐부전, 패혈증으로 진행되는 것이 아니라는것입니다. 일반적인 감기도 폐렴, 폐혈증으로 진행돼 중환자실로 이송돼기도 하고 사망하기도 합니다.

2. 왜 예방약(백신), 치료제가 없나?

현대의학은 바이러스를 직접적으로 제거할 수 있는 화학적 약을 아쉽게도 아직까지 합성해 내지 못하고 있습니다. 앞으로도 바이러스를 선택적으로 없앨 수 있는 화학적 약은 쉽게 개발되지 못할 것입니다.

앞서 밝혔듯이 바이러스의 종류조차 알 수 없기 때문에 그 모든 바이러스를 없앨 수 있는 치료약을 일일이 다 개발한다는 것은 사실상 불가능합니다. 이같은 논리로 백신도 마찬가지입니다.

설령 백신이 당장 개발된다 해도 그것이 얼마나 안전하고 유효성이 있는지, 다시말해 안전하게 '코로나

19' 바이러스에 대해 항체를 생길 수 있게 할 수 있는지는 알 수가 없습니다.

접종방법, 접종량, 항체 생성율, 항체 유효기간 등 안전성과 유효성을 확인하는데에도 상당한 시간이 필요합니다. 이런 이유들로 어떤 치료약도 예방백신도 만들지 못하고 있습니다. 천문학적인 자본과 전세계 석학들이 있는데도 말입니다.

따라서 감기에는 치료약이 없다는 말이 아주 틀린말이 아닌것입니다. 사람들은 너무 오랫동안 항바이러스제나 항생제를 독감, 감기 바이러스를 없애주는 감기 치료약으로 알아 왔습니다.

공기(호흡기)와 사람, 동물, 가축등을 통해 전파되는 바이러스를 근본적으로 차단할 방법은 없습니다. 마스크를 쓰고 휴교를 하고 격리와 폐쇄, 하늘과 바다길을 막는등 많은 노력을 해도 전세계적으로 감염자가 급속도로 늘어나면서 '코로나19'는 지구촌을 휩쓸고 있습니다.

방역을 통해 일시적으로 유행을 지연시키거나 멈추게 할 수는 있겠지만 또다른 수많은 신종 또는 변종 바이러스들이 인간을 또 기다리고 있습니다. 따라서 누구도 바이러스의 감염으로부터 항구적으로 안전할 수는 없습니다.

3. 어떻게 예방, 치료하나?

감기 바이러스와 체내 면역세포가 싸우고 있는 과정에서 나타나는 신체적 현상이 감기 증상입니다. 이 싸움이 치열할수록 증상은 심합니다. 이때 인체는 기침이나 가래·콧물 등을 통해 바이러스를 몰아내기 위해 안간힘을 씁니다.

기침과 열은 인체가 외부의 침입자인 바이러스를 몸 밖으로 내보내기 위한 본능적 신체 반응이며 콧물, 가래는 끈적끈적한 점액물질로 바이러스를 흡착하여 몸 밖으로 배출하기위한 일종의 면역 반응입니다. 콧물과 가래를 통해 끊임없이 바이러스를 몰아내려고 하는 것입니다. 콧물이나 가래에 세균, 바이러스가 득실거리는 것은 바로 이런 인체의 면역작용 때문입니다.

열에 약한 바이러스를 열로써 제압하기 위해 본능적으로 체열을 높이려다보니 온몸이 불덩이처럼 되기도 합니다. 이 과정에서 면역력이 강하면 쉽게 증상이 멈추지만 면역력이 약하면 증상이 오래갑니다. 감기가 보름, 한달씩 낫지 않는 경우인데 그러다 보면 중병으로 이환되기도 하고 폐렴이나 패혈증으로 진행돼 사망하기도 하는것입니다.

'코로나19'의 예방, 치료법도 통상의 감기와 크게 다르지 않습니다. 결국 바이러스를 최종적으로 제거하거나 무력화시키는 것은 항바이러스제나 항생제가 아닌 인체의 면역력 즉 NK세포, T세포, 대식세포같은 면역세포들입니다.

바이러스는 세균과는 달리 사람이나 동물을 숙주로 하여 사람 또는 동물 세포속에 숨어서 공생하고 있기 때문에 면역세포들이 잘 찾아내지도 못합니다. 찾아내더라도 정상세포 속에 숨어있기 때문에 공격하기도 쉽지 않습니다.

또한 바이러스들은 자신들에게 불리한 상황이면 세포속에 꼭꼭 숨어 있다가 유리한 상활이 되면 순식간에 증식하여 기승을 부립니다. 아니면 면역세포들이 찾지못하도록 스스로 변이를 해버립니다. 이를 의학적으로 '내성'이라고 합니다.

똑같은 환경이나 바이러스에 노출됐는데도 독감, 감기 등 질병에 걸리는 사람이 있고 아무렇지도 않은 사람이 있습니다. 사람마다 면역기능이 다르기 때문입니다. 따라서 면역기능이 강화되면 바이러스는 물론 어떤 세균이나 병증도 물리칠 수 있습니다. 그러다보니 현대의학적 첨단 치료법도 전파를 막기위한 음압 병동(병상)에서 증상을 완화시키는 복합적인 대증요법과 각종 고농도 영양제, 비타민, 미네랄(셀레나제), 항생제등의 투여로 인체의 면역력이 스스로 코로나 바이러스를 이기고 항체가 형성되기를 2~3주 정도 기다릴뿐입니다.

정맥주사(링게)를 통한 이들 물질이 바이러스의 활성화(분화)를 최대한 지연시키거나 막아주는동안 인체가 면역력을 강화하여 스스로 바이러스를 이길수 있

도록 하는 것이 현재 의학적 치료의 내용입니다.

'코로나19'가 아니더라도 매년 우리나라도 감기로 수천명이 사망하고 있습니다. 연간 감기로 인한 치료비도 수조원은 된다고 전문가들은 주장하고 있기도 합니다. 실제로 전세계에서 해마다 독감, 감기로 사망하는 사람의 숫자는 집계조차 할 수 없을만큼 많습니다. 감기·독감으로 인한 의료비 지출도 천문학적인 액수입니다.

4. '코로나 19' 백신에 대한 오해와 진실

1) 백신은 만능이 아니다

백신에 대해 여전히 대다수의 국민들은 과신하고 있는듯하다. 마치 소화제나 두통약, 멀미약처럼 인식하고 있는듯한 모습이다. 심리적으로 백신만 맞으면 모든게 다 안전할 걸로 생각하고 있다.

그러다보니 "왜 빨리 백신을 안놔주느냐?", "왜 국내에 안들어왔느냐? "며 아우성이다.

정부에서도 일천만명분, 4천만명분을 확보 했다는 등등, 백신만 맞으면 당장 '코로나19'바이러스로부터 안전할것처럼 생각하는데 절대 그렇지 않다. 백신의

실체는 바이러스를 죽이거나 억제하는 약물이 아니고 배양하여 특수처리한 미량의 '코로나19' 바이러스이다.

백신을 맞더라도 감기때와 똑같은 증상을 겪으며 항체가 생길때까지 2~3주간 기다려야 한다. 이 미량의 바이러스(항원)를 몸안에 인위적으로 주입하여 1주나 2주 또는 몇 달간 기다려 인체가 스스로 항체(면역)를 만들어 바이러스를 이겨내도록 하는 원리이다. 1회 접종으로 항체(면역)가 형성된다는 보장도 없다. 이런 과정에서도 미량의 바이러스가 체내에서 대량으로 활성화돼 인체가 이겨내지 못하면 당연히 폐부전, 패혈증등으로 진행돼 사망할 수도 있다. 또한 백신을 맞는다고 모두 다 항체가 생기는것도 아니다. 그리고 대다수 언론이나 전문가들이라는 사람등이 '코로나19' 백신 부작용으로 주장하는 내용은 사실은 부작용이 아니고 주작용이다. 감기(코로나19)를 유발하는 바이러스를 몸안에 주입했으니 당연히 감기 증상이 나타나는 것 아닌가? 일종의 체내 면역 반응인데 그런 반응을 거쳐야만 항체가 생성되는 것이다.

오한, 인후통, 두통(머리가 쪼개질 것 같은), 관절통,(모든 뼈마디 관절이 쑤시는 증상), 심한 몸살. 피로감, 식은땀, 고열(39도C 이상), 심한 근육통 등.

위에 열거한 증상들은 모두 감기나 독감등 호흡기 증후군의 증상들로 '코로나19'같은 감기 바이러스가 몸안에 침투했을 때 나타나는 인체의 반응들이다. 이런 반응들을 거쳐 2~3주후 증상이 소실되거나 항체(면역)가 생긴다. 몇 달이 걸릴 수도 있다.

최근 대한감염학회 공동연구팀과 카이스트 감염질환 연구진등 국내 공동연구진이 '코로나19'면역 반응에 인체 여러 면역 세포중의 하나인 T세포들이 주로 작용한다는 사실을 세계 최초로 확인했다. 이 T세포의 항바이러스 작용 메커니즘을 밝혀 치료제 개발의 단초를 마련한것이다. 이러 연구 결과로 유추하면 인체의 면역 세포중에서 T세포의 활성화가 감기 치료에 결정적 역할을 한다는 사실을 알 수가 있는 것이다.

이는 또 결국은 인체의 면역 세포들이 활성화돼서

역할을 해야 바이러스를 이길 수 있다는 얘기다.

백신의 실체에 대해 좀더 살펴보자.

현재 전세계가 백신을 두고 난리를 떨지만 이들 백신에 대한 안전성과 유효성은 여전히 의문이다.

백신에 대한 주작용과 부작용은 한 두달 또는 1~2년 내에 확인할 수 있는 것이 아니다. 백신은 금형을 만들어 찍어내듯 생산할 수가 없으며 임상적으로 백신의 부작용이 수십년 뒤에 나타나는 사례도 허다하다.

지금 접종되고 있는 백신도 안전성과 유효성이 확인될려면 적어도 한 세대라고 하는 30년 정도는 지나봐야 제대로 알 수가 있다.

현재 일부 국가들에서 접종하고 있는 백신도 부작용(사실은 주작용이지만), 접종량이나 회수, 항체 생성률, 항체 효과, 항체 유효기간등은 알려지지 않고 있다.

그리고 우리가 또 분명히 알아야 할 사실은 만에 하나 전세계적으로 유행하고 있는 '코로나19' 바이러스가 생존을 위해 돌연변이라도 한다면 지금까지 천문학

적인 돈을 투입하여 개발한 백신도 하루아침에 무용지물이 된다.

실제로 이미 '코로나19'바이러스의 변종이 70~100종이나 되는 것으로 알려지고 있기도 하다. 영국에서는 공식적으로 변종의 유행과 확산을 발표하기도 했다.(2020년 12월 14일) 결국 감기와 평생 더불어 살아가듯이 '코로나19'와도 공존할 수 밖에 없다. 공존중에 면역력이 약한 노약자들, 고령자들은 당연히 더 위험할 수 밖에 없는 것이다.

백신에 대해서는 김성동 약사가 출간한 "감기에서 백혈병까지의 비밀" (건강신문사 발행) 책을 보면 자세히 설명돼 있다. 656페이지나 되는 두꺼운 책을 다 읽지 않더라도 인터넷에서 수많은 독자들이 간추려 소개한 내용만 살펴보아도 이해가 될 것이다. 독감, 감기 예방 주사를 한번 맞는다고 평생동안 감기에 걸리지 않는 것은 아니지 않는가?

2) 서울대 병원 감염내과 박완범 교수의 '코로나19'(COVID-19) 백신 문답(Q&A)

1. 코로나19 백신의 원리가 무엇인가요? 살아있는 바이러스를 몸에 직접 주입하는 것인가요?

▶ 2020년 12월 현재 전 세계적으로 50개 이상의 코로나19 백신에 대한 임상시험들이 진행 중입니다. 백신마다 원리가 조금씩 다른데, 최근 임상시험을 완료하고 각국에서 접종이 시작되어 가장 화제가 되는 RNA 백신에 대해서 말씀드리겠습니다.

화이자 백신과 모더나 백신이 대표적인 RNA 백신인데, 두 백신 모두 살아있는 바이러스를 몸에 직접 주입하는 것은 아닙니다. 코로나19 바이러스는 표면에 있는 S 단백질을 통해 호흡기 세포와 결합하고 세포 내로 들어가는데, 두 백신 모두 이 S 단백질을 만드는 유전정보가 RNA 형태로 들어있습니다. 백신 주사를 맞게 되면 이 유전정보가 체내 세포에 유입되고 여러 과정을 거쳐 S 단백질이 만들어집니다. 이렇게 생성된 S 단백질과 우리 몸의 면역 세포들이 서로 반응하면서

코로나19에 대한 면역력이 형성됩니다.

2. 그렇다면 RNA 백신이 백신접종을 받은 사람의 유전정보를 바꿀 수도 있나요?

▶ 사람의 유전정보는 세포의 핵 안에 DNA의 형태로 존재합니다. RNA 백신에 의해 주입된 RNA는 세포 핵 밖의 세포질에서 작용합니다. 백신 RNA는 사람 DNA가 들어있는 핵 안으로 들어가지 않으며 S 단백질을 생성한 후 우리 세포가 백신의 RNA를 제거시키기 때문에 백신의 RNA가 사람의 유전정보를 바꿀 수는 없습니다.

3. RNA 백신을 운송하고 보관하는 데에 특별한 문제는 없나요?

▶ RNA는 매우 분해되기 쉬운 물질입니다. 따라서 RNA 백신을 온전하게 보관하려면 매우 낮은 온도를 일정하게 유지할 수 있는 저장고와 운송 수단이 필요합니다. 화이자 백신의 경우 영하 70도, 모더나 백신의

경우 영하 20도에서 보관해야 합니다. 이렇게 낮은 온도를 유지할 수 있는 저장 및 운송 수단이 전국적으로 갖춰져야 국내 접종자에게 RNA 백신을 안정적으로 공급할 수 있습니다.

4. 우리나라도 코로나19에 대한 백신을 개발하고 있나요? 서울대병원에서도 코로나19 백신에 대한 임상시험을 진행하고 있나요?

▶ 우리나라도 현재 5개의 코로나19 백신에 대한 임상시험이 진행 중입니다. 서울대병원에서는 SK 백신에 대한 임상시험이 진행되고 있습니다. SK 백신은 기존 13가 폐렴백신처럼 단백접합 항원 백신으로 화이자와 모더나의 RNA 백신보다는 익숙한 형태의 백신이며, 냉장보관만 하면 되기 때문에 보관이나 수송도 쉬울 것으로 기대하고 있습니다.

5. 코로나19 백신은 몇 번 맞아야 하나요? 독감처럼 매년 변종이 나온다면 다시 접종해야 하는 것은 아닌가요?

▶ 화이자와 모더나의 RNA백신을 기준으로 코로나19 백신은 3-4주 간격으로 2회 접종해야 합니다. 코로나19 바이러스의 아형은 현재까지 6개가 알려져 있는데, S 단백질과 같은 표면 단백질이나 효소의 아미노산 일부에서 서로 차이를 보입니다. 그러나 이것은 표면 단백질이나 효소 구조에 크게 영향을 미칠 정도의 차이는 아닙니다. 또한, 모더나 백신의 경우 원래 코로나19 바이러스뿐만 아니라 아형 바이러스에 대한 면역반응도 함께 유도한다는 것이 보고됐습니다. 따라서 현재까지는 코로나19 백신을 접종하면 코로나19 바이러스 아형 감염도 함께 예방한다고 볼 수 있습니다.

그리고 코로나19 바이러스 아형 유전자를 분석했을 때 독감 바이러스 유전자만큼 돌연변이가 많지 않다고 합니다. 같은 기간에 독감 바이러스는 코로나19 바이러스의 2배에 해당하는 돌연변이가 생긴다고 합니다. 따라서 현재까지의 경험으로는 코로나19 바이러스도 유전자 돌연변이가 계속 생기겠지만, 독감 바이러스처럼 변종이 흔할 것으로 보이지는 않습니다.

현재 추가 연구가 계속 진행 중이지만, 코로나19 백신을 접종하고 형성된 면역력이 얼마나 유지될지는 아직 잘 알지 못합니다. 코로나19 바이러스와 유사한 다른 코로나 바이러스에 대한 항체 유지 기간은 대략 1~2년으로 코로나19 바이러스에 대한 항체 유지 기간도 비슷할 것으로 보입니다. 추후 밝혀질 면역력 유지 기간, 그리고 코로나19 바이러스의 토착화 여부에 따라 코로나19 백신 추가 접종 여부가 결정될 것으로 생각합니다.

6. 코로나19 백신을 접종하면 접종하지 않는 경우보다 얼마나 안 걸릴 수 있나요?

▶ 화이자와 모더나 RNA 백신 연구에서 예방접종의 효율은 95% 정도로 보고하고 있습니다. 즉, 코로나19 백신을 접종하면 코로나19 바이러스에 감염될 확률이 20분의 1로 감소한다고 볼 수 있겠습니다.

7. 코로나19 백신 접종 후 나타날 수 있는 부작용 또는 장기적인 합병증으로 어떤 것들이 있을까요?

▶ 화이자와 모더나 RNA 백신 모두 다른 백신들과 비슷한 부작용을 유발합니다. 백신 접종 후 열감, 오한, 근육통, 관절통, 두통 등의 전신 반응 및 주사 부위 통증, 발적, 부종 등의 국소 반응이 나타날 수 있습니다. 또한, 혈압 저하나 호흡 부전을 동반한 아나필락시스 반응도 드물게 나타날 수 있습니다.

화이자와 모더나 백신 모두 백신 부작용은 주로 2회차 접종 후 많이 발생했습니다. 화이자 백신의 경우 2회 차 접종 후 16%가 발열, 26%가 두통, 38%가 근육통을 호소했고 모더나 백신도 유사하였습니다.

장기적인 합병증은 아직 보고되지 않았지만, RNA 백신은 새롭게 시도되는 종류의 백신이기 때문에 장기 합병증 발생에 대해 추적 연구가 필요합니다.

8. 젊은 사람들은 코로나19에 감염돼도 잘 회복한다고 합니다. 그렇다면 코로나19에 감염되는 것보다 백신 접종 후 부작용 발생하는 것이 더 위험하지 않나요?

▶ 50세 미만의 성인은 코로나19에 감염되더라도 대체로 큰 문제 없이 잘 회복되는 것이 맞습니다. 그러나 50세 미만이더라도 당뇨, 비만, 만성 심폐질환, 면역저하 질환이 동반된 경우는 코로나19 바이러스 감염이 중증으로 진행할 수도 있고 일부에서는 사망으로까지 이어질 수 있습니다. 또 젊은 성인들이 코로나19에 감염될 경우 본인들에게는 큰 문제가 없겠지만 주변에 있는 고령의 성인들에게 코로나19를 전파할 수도 있습니다. 그리고 최근 코로나19 환자가 급속도로 늘어남에 따라 병실도 점점 부족해지고 있습니다.

따라서 코로나19의 감염으로 인한 본인의 피해를 줄이고 노인 등 고위험군에 전파를 최소화하기 위해서, 또한 의료자원을 효율적으로 활용하기 위해서 젊은 성인들도 코로나19 백신을 맞는 것이 도움이 될 수 있습니다.

9. 코로나19 백신 접종보다는 자연감염으로 면역력을 얻는 것이 더 나은가요?

▶ 코로나19 바이러스에 자연적으로 감염되는 경우 코로나19 바이러스에 대한 전신적인 면역 반응뿐만 아니라 호흡기 점막의 국소 면역 반응도 함께 유도할 수 있습니다. 반면 코로나19 백신은 보통 근육 주사로 접종하기 때문에 호흡기의 국소 면역 반응은 잘 유도되지 않을 수 있습니다.

그러나 코로나19 백신 접종 또는 자연감염으로 획득한 면역력 사이에 유의한 차이는 없을 것으로 생각합니다. 코로나19 RNA 백신의 경우, 체내에서 면역 반응이 더 잘 유도되도록 S 단백질의 일부가 변형돼 있습니다. 따라서 코로나19 백신을 접종했을 때 코로나19 바이러스에 대한 중화항체가 일시적으로 더 많이 만들어질 수 있습니다. 모더나 RNA 백신 2차 접종 후 3개월이 지났을 때, 백신 접종자의 코로나19 항체 수치가 자연감염 후 회복기 혈청의 코로나19 항체 수치보다 더 높았습니다. 코로나19 백신 2차 접종 후 3개월 이후의 항체 수치에 관해서는 추가 연구가 진행되고 있습니다.

10. 코로나19 백신을 접종하면 마스크는 더 착용하지 않아도 되나요?

▶ 코로나19 백신을 접종받더라도 마스크는 착용하는 것이 좋습니다. 코로나19 백신을 맞아도 코로나19 감염을 완벽하게 막을 수 있는 것은 아닙니다. 마스크까지 착용해야 코로나19 바이러스의 비말 전파를 줄이면서 예방 효과를 더욱 증대시킬 수 있습니다. 또한, 코로나19 백신을 접종한 경우 바이러스에 감염됐더라도 증상이 없거나 가볍게 나타날 수 있습니다. 이런 경우 일상생활 속에서 다른 사람들에게 바이러스가 계속 전파될 수 있으므로 바이러스 전파를 최대한 줄이려면 마스크를 쓰고 있는 것이 좋습니다.

5. ‘코로나 19’ 완치 판정 기준은 무엇인가?

‘코로나19’ 완치 판정의 기준이 궁금합니다.

우려한대로 완치 판정을 받은 환자들이 ‘코로나 19’에 재감염되는 사례가 실제로 발생되고 있다.

바이러스의 특성을 알고 있는 전문가들에게는 ‘당연히 그럴 수도 있는 일’이지만, 일반인들이라면 ‘어떻게 그런 일이?’ 할 수도 있을 것이다. 대다수의 일반국민들은 완치 판정을 받으면 ‘코로나 19’의 공포와 두려움으로부터 완전히 벗어나는 줄 알겠지만 사실은 전혀 그렇지가 않다.

지금 질병본부와 의료계에서 공식적으로 밝히지는 않고 있지만 현재 의학적 완치판정기준은 아마 대략 다음의 두가지중 하나일 것이다.

첫째는 '코로나 19'에 대한 항체(면역)가 생긴 경우.

둘째는 항체는 없지만 항원(바이러스)이 없으면서 감염 증상이 없는 경우(소실된 경우).

이 두가지의 경우를 기준으로 완치판정을 내릴 것이다. 그런데 문제는 이렇게 완치 판정을 받은 환자들도 이번 사례처럼 언제라도 다시 감염될 수가 있다는 것이다. 이 경우 그나마 재감염 위험은 첫 번째가 적다.

그러나 이 항체가 없어 질 수도 있고 또 바이러스가 숙주에서 살아남기위해 스스로 변이해버릴 수도 있다. 이런 경우라면 이미 생긴 항체도 백신도 무용지물이다.

두 번째의 경우는 언제라도 재 감염될 수 있다. 증상은 없지만 항체도 없기 때문이다. 이런 이유들로 감기

(바이러스)에는 특별히 치료약이 없다고 하며, 감기바이러스가 한번씩 유행할때마다 대증적으로 대응할 수밖에 없는 것이다.

결국 평소 감기(바이러스)를 이길 수 있는 체력(면역력)을 기르는 것이 가장 최선이다. 어떤 바이러스가 몸안으로 침투하더라도 물리칠 수 있는 면역력이 있으면 크게 걱정하지 않아도 된다.

'코로나19' 완치 판정을 받았다는 수천명 감염자들의 완치 판정기준이 그래서 궁금하다. 증상만 완화됐는지, 아니면 증상 소실과 함께 항체가 생성됐는지….

공포와 두려움에서 벗어날 수 있는길은 먼저 실체(바이러스)를 아는 것이다. 지피지기知彼知己가 우선인 것이다.

6. 우리 먹거리, 우리 자연환경 최고의 예방백신이자 치료제

면역력이란 우리 몸 안에 병원균이나 바이러스, 독소가 침입하여도 발병을 일으키지 못하게 저지 또는 제거하는 인체의 자가방어력을 말합니다. 말하자면 인체의 치안유지 시스템인 것입니다.

그런데 면역세포를 포함한 인체의 모든 세포는 먹는 음식에 의해 만들어 진다는 사실을 인식한다면 먹거리와 음식이 얼마나 중요한지 이해가 될 것입니다. 우리가 날마다 섭취하는 음식이 세포가 되고 매일의 생활습관에 따라 세포의 질이 달라진다는 지극히 평범한 진리를 사람들은 너무 오랫동안 외면해왔습니다.

우리땅에서 나는 싱싱한 제철 식재료들로 만든 음식은 면역력을 높이는 가장 훌륭한 치료제입니다.

마늘, 양파등에 항 바이러스 성분이 있다는 사실도 밝혀졌고 고추에 비타민 C가 많이 함유돼 있는 사실이 밝혀진 것도 오래 전의 일입니다. 고추와 마늘로 양념한 김치의 항바이러스 효능이 전혀 근거 없는 사실이 아니라는 것입니다. 우리국민이 상용하고 있는 야채류 중에 비타민 C가 가장 많이 함유된 것이 고추잎입니다. 비타민 C의 인체 면역력 증강 효과는 노벨상을 생애에 두번이나 수상한 폴링 박사등에 의해서도 이미 수 십년 전에 확인된 사실입니다.

국내 의학계에서도 비타민C를 위시한 비타민A, 베타카로틴등의 항산화제가 감기 등과 같은 바이러스성 질환의 예방 및 치료에 도움이 된다고 밝히고 있습니다.

특히 비타민 C는 그 자체가 바이러스에 대한 살균효과를 갖을 뿐만 아니라 비타민 C에 의한 면역증강 효

과는 실제 임상에서도 입증되고 있습니다. 따라서 노약자나 다른 기저질환이 있을 경우 폐렴, 호흡부전 등으로 악화되는 전형적인 바이러스 질환인 '코로나19'에 비타민 C요법은 주목해 볼 필요가 있을 것입니다. 이런 사실들에 유의하면서 식이요법을 실천하면 예방과 치료에 도움이 될 것입니다. 현미잡곡밥과 미역·김·다시마 등 해조류의 섭취도 널리 알려진 면역력 강화에 도움을 주는 식습관입니다.

7. ‘코로나19’ 예방, 치료 위한 생활건강법

면역력 강화를 위해서는 운동 또한 필수적입니다. 몸져 누울 정도가 아니면 땀을 흘릴 수 있을 정도의 가벼운 운동은 혈액순환과 체열을 높이고 산소를 흡입하여 바이러스가 싫어하는 환경을 만들어줍니다.

운동량이 인체에 고루 퍼지는 운동을 규칙적으로 하는 것이 가장 바람직합니다. 신진대사를 원할하게 하는 유산소운동과 근력운동을 병행하면 더 바람직합니다. 근력운동의 경우 면역체계 강화뿐만 아니라 암 발생률도 30~40% 줄일 수 있다는 사실이 최근 현대의학계의 연구결과로 밝혀지기도 했습니다. 바이러스를 퇴치하기 위해서는 체열을 높이면서 땀구멍을 열어 내

열을 밖으로 배출시켜야 하기때문에 반드시 땀이 나야 효과가 있습니다.

목을 따뜻하게 보온해 주는 것도 대단히 중요합니다. 감기바이러스가 몰려 있는 상기도로의 원활한 혈류순환을 위해 목을 보온해 줄 필요가 있습니다. 찜질팩 등을 이용한 복부찜질도 도움이 됩니다. 복부찜질을 하는동안 땀구멍이 열려 이마에 땀이 난다면 대개 감기는 잡힙니다. 감기가 심할 경우라면 웬만큼 복부찜질을 해도 이마에 땀이 잘 나지 않습니다. 그러나 2~3회 정도 복부찜질을 하다보면 이마에 땀이 나게 됩니다.

오한으로 심한 추위를 느낀다면 두꺼운 옷보다는 얇은 면옷을 여러벌 껴입는 것이 효과적입니다. 얇은 면옷을 여러벌 껴입고 체온유지를 하면서 발한하면 바이러스를 퇴치할 수 있습니다.

이때 비타민 섭취를 위한 천연차로 생강, 오미자, 대추, 감잎, 마늘, 무즙, 배즙등을 따뜻하게 해서 마시면

비타민 C와 수분을 동시에 섭취할 수 있어 효과적입니다.

감기가 심하면 입맛이 없어지는 경우가 많은데 이도 자연스러운 인체의 면역시스템 반응입니다. 이같은 본능적 반응을 무시하고 억지로 음식을 섭취하는 것은 잘못된 식사요법입니다. 암이나 당뇨등 소모성 기질적인 원인이 아닌 경우 입맛이 없을때는 절식 혹은 단식, 배설은 독감, 감기치료에 대단히 유용한 기본적인 자가요법입니다. 잘 알려진 것처럼 황태국이나 콩나물국등도 매우 효과적입니다.

요즈음은 병원이나 약국등에서도 감기환자들에게 기름진 육류등은 피하라고 대부분 권하고 있습니다.

열이 심하면서 머리가 아플 때에는 누워서 안정을 취하면서 입안이 마르지 않도록 물을 조금씩 자주 마십니다. 방안의 온도는 20~22℃, 습도는 50% 정도로 유지하며 방안공기를 자주 환기시킵니다. 독감, 감기 바이러스는 차고 건조한 환경을 좋아하기 때문에 바이

러스가 싫어하는 환경을 만들어 줘야 하는 것입니다.

코가 막혀 많이 답답할 때는, 맵지 않은 싱싱한 무를 믹서기로 갈아 즙을 내어 탈지면에 묻혀 콧속에 넣고 있으면 코가 뚫립니다. 콧물이 심하거나 목·편도선 등이 붓는 경우는 찬 물보다는 끓인 따뜻한 물을 마시는 것이 좋습니다.

목이 아플 때는 전신 보온을 유지한 채 목에 스카프 또는 수건을 두르거나 목티를 입어 목을 따뜻하게 해야 합니다. 목 부분을 따뜻하게하면 인후부로의 면역세포 이동이 쉬워지고 임파구 기능이 활성화 되어 바이러스의 인후 점막 공격을 약화시켜 인후통이 감소됩니다.

기침이 심할 때는 무와 배를 1:1 동량으로 채 썰어서 전기밥솥에 넣어 쪄낸 후 즙을 짜내어 마시면 도움이 됩니다. 채에 넣고 머그잔이나 국자로 꾹꾹 눌러 짜도 됩니다. 기침이 잦아들 때까지 마실 수 있을 만큼 수시로 따뜻하게 마십니다.

면역세포의 70%이상이 장에 존재한다고 하는 의료인들도 있습니다. 그만큼 장 건강이 면역력을 높이는데 중요하다는 뜻입니다. 면역력을 높이기 위해 평소 유산균도 함께 섭취하면 더욱 효과적입니다.

2부

신종플루 예방·치료 자연 건강법

1. 자연 건강법은 별 것 아닌 방법같지만 놀라운 효과

멕시코에서 발원된 유행성독감 '신종플루'로 전세계가 또 방역비상에 걸렸다. 에이즈, 사스, 조류독감, 신종 플루 등 한번씩 바이러스가 인간을 공격할 때마다 불안에 떨고 있다.

그러나 바이러스나 세균의 종류는 정확히 알 수가 없기에 의학이 아무리 발달해도 의학에 의한 모든 질병의 예방·치료는 사실상 불가능하다.

유행성 독감이 '신종 플루'만 있는 것도 아니며 신종 또는 변종 바이러스가 또 언제 어떻게 나타나 인간을 공격할지는 아무도 알 수가 없기 때문이다. 그러다보

니 그때그때 인간을 공격하는 특정 바이러스 또는 특정 세균에 의한 질병의 예방 및 치료밖에 할 수 없는 실정이다.

감기나 독감의 대유행은 인간에게 있어 어제 오늘만의 일이 아니다. 1960년대 홍콩 독감, 1950년대 아시아 독감, 1910년대 에스파냐 독감은 인간을 덮쳐 수십만에서 수천만명을 사망에 이르게 했다. 지금까지 인류사에서 인간의 목숨을 가장 많이 앗아간 대재앙도 전쟁이나 지진, 해일이 아닌 유행성 바이러스이다. 지금도 매년 지구촌 곳곳에서 수많은 생명들이 인간을 공격하는 바이러스에 의해 목숨을 잃고 있다.

이처럼 독감이나 감기를 가볍게 봐서는 안되는데도 대부분의 사람들은 심각하게 생각하지 않는다. 감기는 만병의 근원이라는 사실을 알면서도 실제로는 쉽게 생각한다.

똑같은 환경이나 바이러스에 노출됐는데도 독감, 감기 등 질병에 걸리는 사람이 있고 아무렇지도 않은 사

람이 있다. 사람마다 면역기능이 다르기 때문이다. 체내의 면역기능이 약하거나 떨어지면 쉽게 질병에 걸린다.

다른 질병도 마찬가지겠지만 특히 감기, 독감 바이러스는 인체의 면역기능의 상태를 기가 막히게 잘 안다. 조금이라도 약한 모습이 보이면 순식간에 인체를 점령해버린다. 독감·감기의 증상이 전신적으로 나타나는 것은 바로 이런 점 때문이다.

이 책은 일상생활에서 비교적 쉽게 실천할 수 있는 자가요법들을 소개했다. 신종플루를 비롯한 독감, 감기를 예방·치료할 수 있는 면역력 강화법들이다. 전세계 자연요법 전문가들이 50년, 100년 이상 연구하고 경험한, 언뜻 보면 별것아닌 방법들처럼 보일수도 있지만 체험자들에 따르면 놀라운 효과를 보이는 대체요법들이다. 다른 모든 질병의 자연요법적 치료와 마찬가지로 신종 플루를 비롯한 독감, 감기도 유발 바이러스가 싫어하는 체내환경을 만들어주고 면역기능을 높여야 한다.

면역기능이 강화되면 바이러스는 물론 어떤 세균이나 병증도 물리칠 수 있다. 에이즈, 사스, 조류독감 등 최근들어 인간에게 위협이 되고 있는 신종 유행성 질병은 모두 바이러스가 원인이다.

지금 전 세계를 위협하고 있는 유행성 독감 신종플루도 원인인자는 바이러스이다. 이런 독감이나 감기를 예방하고 이길 수 있는 방법은 현재로서는 자신의 면역체계를 강하게 하는 길 밖에 없다. 현대의학의 도움을 받더라도 결국은 자신의 면역체계가 이겨내고 항체를 만들어야 하는 것이다.

이미 지구촌이 바이러스에 노출된 만큼 공기와 사람을 통해 전파되는 이 바이러스를 근본적으로 차단할 방법은 없다. 마스크를 쓰고 휴교를 하고 공항 검역을 강화하는 등 노력을 해도 전세계적으로 환자가 급속도로 늘어나면서 신종플루는 이미 지구촌을 휩쓸고 있다. 그때문에 설령 현대의학이 이 신종플루를 예방할 수 있는 백신과 치료약을 가까운 시일내 개발한다 해도 또 다른 수많은 바이러스들이 인간을 또 기다리고 있다. '신종플루'는 그 수많은 바이러스성 독감 중의 티

끝같은 하나일 뿐이다. 따라서 누구도 바이러스의 감염으로부터 안전할 수는 없다.

1) 타미플루와 신종플루 백신의 진실

타미플루만 있으면 '신종플루'는 치료될 수 있을 것으로 많은 사람들이 생각하고 있다. 그래서 타미플루 비축분을 두고 논란이 일고 있기도 하다. 그러나 이는 잘못된 생각이다. '타미플루'는 '신종플루' 바이러스를 제거하는 치료제가 아니고 바이러스의 활성을 억제하는 항바이러스제이다.

'신종플루' 바이러스의 세력을 일시적으로 약화시키는, 예컨대 전차가 지나가는 길목에 설치하는 장애물 정도이지 전차를 직접 공격하여 파괴하는 '신종플루' 유발 바이러스 치료제가 아닌 것이다.

결국 바이러스를 최종적으로 제거하거나 무력화시키는 것은 인체의 면역력 즉 NK세포, T세포, 대식세포같은 면역세포들이다. 그리고 백신이 당장 개발된다 해도 그것이 얼마나 안전하고 유효성이 있는지, 다시말해 안

전하게 신종플루 항체를 생길 수 있게 할 수 있는지는 알 수가 없다.

안전성과 유효성을 확인하는데에도 상당한 시간이 필요하다. 백신은 공산품이나 일반 생활용품처럼 단시간에 뚝딱뚝딱 만들어낼 수가 있는 것이 아니며 현재로서는 백신이 생산된다 해도 접종방법, 접종량, 항체 생성율 등도 알 수 없는 실정이다.

그런데도 '타미플루'만 확보되고 백신만 개발되면 세계인을 불안하게 하는 '신종플루'는 다 해결되는 것으로 생각하고 있다.

감기 바이러스와 체내 면역세포가 싸우고 있는 과정에서 나타나는 신체적 현상이 감기 증상이다. 이 싸움이 치열할 수록 증상은 심하다. 기침이나 가래·콧물 등을 통해 바이러스를 몰아내기 위해 인간의 면역세포는 안간힘을 쓴다. 열로써 바이러스를 제압하기 위해 본능적으로 체열을 높여 온몸을 불덩이처럼 만들기도 한다.

이 과정에서 면역력이 강하면 쉽게 전투가 끝나고 승리하지만 면역력이 약하면 전투가 어렵게 오래간다. 감기가 보름, 한달씩 낫지 않는 경우인데 그러다 보면 중병으로 이환되기도 하고 자칫 전투에 질 수도 있다. 이것이 사망인 것이다. '신종플루' 발병 후 2~3일 이내 '타미플루'를 복용해야 만이 효과가 있다는 것은 '타미플루'가 전차의 진입을 일시적으로 방해하는 항바이러스제이기 때문이다. 전차가 넓은 시가지로 진입하기 전 좁은 길목에서는 장애물 설치가 그나마 효과를 볼 수 있지만 이 시기를 놓치면 '타미플루'도 큰 의미가 없다는 것이다.

인체의 면역세포들이 진용을 정비해서 신종플루 바이러스를 물리칠 수 있도록 시간을 벌어주는 것. '타미플루'의 역할은 그 정도일 뿐이다. 바이러스가 이미 폐 등으로 진입해 염증을 일으키고 기능부전을 유발한다면 '타미플루'로도 대책이 없다는 뜻이다.

결국 바이러스와 세균을 이길 수 있는 강건한 면역체계를 만들어야 한다. 실제로 전세계에서 해마다 독감, 감기로 사망하는 사람의 숫자는 경악할 만큼 많다.

감기·독감으로 인한 의료비 지출도 천문학적인 액수이다.

사소하게 생각하는 감기·독감이 우리에게 미치는 영향이 그만큼 큰 것이다.

신종플루도 사실상 바이러스로 인한 유행성 독감인 만큼 예방과 치료를 전적으로 방역당국과 의료진들에게만 의존할 수는 없다. 이미 WHO에서도 최고단계의 세계적인 대유행병으로 공포하고 세계각국에게 철저한 관리와 대책마련을 촉구하고 있다. 사망자만도 8월 31일 현재 수천명이 되고 있다. 일부 바이러스 전문가는 우리나라도 수년 내 인구의 80% 정도까지 감염될 수도 있다며 경고하고 있기도 하다.

개개인이 알아서 대처해야 할 통제불능의 지경이 올 수도 있다는 것이다. 그런 측면에서 이 책은 국가와 제도권 의료계에서 일일이 다 챙길 수 없는 자가요법에 관해 정리한 내용이다.

약이 없고 백신이 모자란다고, 정부와 의료계가 뾰

족한 대책이 없다고 환자와 가족, 국민들까지 속수무책으로 있을수 만은 없는 일이다.

이 책이 비록 조그맣고 보잘 것 없디라도 이런 자료들을 모으고 확인하기 위해 우리는 30여년을 보냈다. 특히 가족의 건강을 사실상 책임지는 주부들이 이런 자연건강법을 잘 숙지해서 신종플루는 물론 모든 독감, 감기로부터 자신감을 갖기를 바란다. 더 나아가 강건한 면역력으로 세상의 모든 질병으로부터도 자유로워질 수 있기를 기원드린다.

2009년 8월 31일

윤승천

건강신문사 대표 · 발행인

2. 면역력과 자연건강법

1) 면역력을 높여주는 자연건강법

밀림의 성자聖者로 잘 알려진 알버트 슈바이처 박사로부터 인류사에서 보기 드문 위대한 천재라고 극찬을 들은 독일계 미국의사 막스거슨(MAX Gerson 1881~1959)박사는 모든 인류 중 평생동안 병에 걸리지 않고 건강하게 살아갈 수 있는 사람은 전체 인구 중 불과 10%~15% 밖에 되지 않는다고 했다.

나머지 인류들은 퇴행성 질병이나 세균, 바이러스에 의한 질병에 걸려 고생하면서 살아갈 수 밖에 없다는 것이다.

왜 어떤 사람들은 일생동안 무엇을 먹든, 어떠한 삶을 살든 큰 질병에 걸리지않고 건강하게 살아 갈 수가 있으며 또 어떤 사람들은 그렇지 못하는지에 대해 확실한 해답을 줄 수 있는 사람은 아마 없을 것이다.

그러나 긴 인생중에 여러 가지 질병으로 고생을 하면서 살아 갈 수 밖에 없는 평범한 사람들의 경우, 가능하면 질병을 예방하고 또한 질병에 걸리더라도 쉽게 병고에서 벗어날 수 있는 길이 있다면 누구든지 그 길을 찾으려 할 것이다. 그렇다면 평범한 사람들이 비교적 쉽게 일상생활을 통해 질병을 예방하고 치료할 수 있는 방법이 과연 있을까.

막스거슨 박사와 같이 자연의학의 실천을 주장하는 선각자들은 분명히 질병을 예방하고 치료할 수 있는 좋은 방법이 있다고 주장한다.

일본의 유명한 자연의학자 니시 가쯔죠는 인류가 앓을 수 있는 질병의 종류는 무려 17만6천여종이나 된다고 했다. 그러나 자연의학자들은 이들 무수한 질병들

에 대한 퇴치방법이 요즘의 세분화된 현대의학처럼 다 다르다고 생각하지는 않았다.

병명이 무엇이든지 어떤 종류의 질병이든지 예방법과 치료법은 모두 동일하다는 것이 그들의 주장이다. 물론 신종플루같은 독감이나 감기도 마찬가지이다. 인체의 자가면역력을 높여주면 모든 병의 예방과 치료가 가능하다는 논리이다. 이런 논리로 보면 인체를 하나의 유기적 연결체(소우주)로 인식하는 한의학과 비슷하다.

2) 일상생활 통한 실천이 중요

신종플루같은 유행성 독감이나 감기도 다른 질병과 마찬가지로 예방, 치료법이 동일하다는 것이 이들 석학들의 주장이다. 그것은 바로 자가면역력 증강이다. 면역력이란 우리 몸 안에 병원균이나 바이러스, 독소가 침입하여도 발병을 일으키지 못하게 저지 또는 제거하는 인체의 자가저항력을 말한다. 말하자면 인체의 치안유지 시스템인 것이다.

몇년 전에 에이즈, 사스(SARS. 중증급성호흡기질환 증후군)라는 유행성 질병에 의한 사망률이 높다하여 전세계가 또 벌벌 떤적이 있었는데 이때도 면역력이 강한 분들은 이러한 질병을 두려워하지 않았을 것이다.

얼마전 조류독감이 기승을 부릴 때도 인류는 벌벌 떨었다. 세계 곳곳에서 수천만 마리의 닭과 오리 등을 산채로 땅에 묻는 소동을 벌이기도 했었다. 지금은 또 유행성독감인 신종 플루때문에 전세계가 두려워하고 있다.

신종플루는 바이러스의 변종으로 주로 환자의 비말에 의하여 호흡기를 통해 전파된다고 하여 사람들이 다중시설이나 대중이 운집한 장소 등을 피하려 하고 있으며 친한 사람들끼리나 사업상 사람을 만나더라도 악수도 잘 하지않으려는 분위기라고 한다. 환자 발생 국가에서는 휴교령이 내려지고 사람들은 공상 과학영화에서처럼 이상한 마스크를 쓰고 다닌다.

우리나라 음식 중 특히 마늘과 고춧가루를 섞은 음식, 즉 김치가 면역력을 높여준다고 하여 세계 여러나라에서 관심을 보이며 중국과 동남아 각국에서는 인기리에 판매되고 있다는 소식도 들린다. 많은 사람들이 자가면역력을 높여주면 신종플루는 물론 조류독감, 사스와 같은 무서운 질병도 예방하거나 쉽게 퇴치할 수가 있다는 사실을 알고는 있는 것이다.

그렇다면 퇴치력을 높여주는 방법은 무엇일까. 그것은 간단히 말해서 자연의학에 의한 자연건강법을 평소에 성실하게 실천해나가는 것이다.

자가면역력을 증강시키려면 필히 식사와 생활습관 개선을 통해 건강체질로 바꿔야 한다. 자신의 체질을 개선하려면 사실상 혼자서만 실천하기가 어렵다. 가족들의 협조로 전가족이 실천하는 것이 가장 좋은 방법이다.

그러나 같은 집에서 살고 있는 이 세상에서 가장 가까운 가족이라 하더라도 자연식, 자연건강법 운운하면서 식생활을 바꾸자고 하면 심하게 거부하는 이들도

있다. 그럴땐 우선 혼자서라도 자연건강법을 실천 하면서 다른 가족들에게 모범을 보여 그들이 서서히 동참할 수 있게 분위기를 조성해가는 것이 바람직하다. 주부들이 생각을 바꾸면 훨씬 쉽게 자연건강법을 실천할 수가 있다.

자연건강법을 실천하려면 그와 관련된 책들을 통해 스스로 실천할 수도 있으나 가능하면 책에만 의존하지 말고 선험자들의 도움을 받는 것이 훨씬 낫다. 오랫동안 다양한 경험을 쌓은 전문가들로부터 자연건강법 실천시에 일어나는 여러 가지 현상들 즉 명현 반응에 대처하는 방법들을 더 쉽고 안전하게 익힐 수 있기 때문이다. 명현이란 질병이 나아가거나 체질이 바뀌어질 때에 일시적으로 나타나는 신체의 변화를 가리키는 말이다.

면역을 증강시킬 수 있는 구체적인 자연요법들을 소개하겠다.

3. 자연건강법의 구체적 방법

1) 노폐물 배설 / 단식

우리는 매일 먹고 마시면서 하루 중 한 두 차례씩 화장실에 가서 체내 노폐물을 배설 시키고 있지만, 그래도 창자(대장과 소장) 속에는 다 배설되지 못한 다양한 형태의 노폐물이 쌓이게 된다. 그래서 배가 나오고 살이 찌게 되며 행동이 둔해지기도 한다. 이들 노폐물은 독을 품은 가스와 점액질을 내포하고 있기 때문에 신경과 장기 등 인체의 여러 기능을 마비시키는 역할을 하고 있다. 그래서 이들 노폐물 제거작업은 무엇보다도 먼저 선행해야 한다.

배가 나온 사람들의 배속에는 무엇이 들어있을까.

창자에 똥이 가득 차 있거나 지방덩어리가 있을 뿐이다. 똥배라는 말이 결코 틀린말이 아니다. 배속에 기름기(내장지방)와 똥이 가득 차 있는데 장기를 비롯한 신체의 모든 기능이 제대로 작동할 리가 없다. 신체의 각 기능이 제대로 작동하지 않는데 면역력이 좋아질리가 있겠는가. 체내노폐물의 제거작업 방법으로는 단식요법이 일반적이긴 하나 누구든지 처음부터 스스로 단식요법을 하기는 어렵다. 그래서 자연식 섭취와 식이섬유나 배설제를 이용하는 것부터 시작하면 된다.

때때로 관장을 하는 것도 한 방법이다. 그러나 관장요법은 기구가 있어야 하고 다른 사람의 도움을 받아야 하기 때문에 가족의 도움 없이는 쉽게 하기가 어렵다. 그리고 관장요법은 지금과 같은 식이섬유 등의 좋은 제품이 없던 1930~40년대식 방법이기도 하다.

당시 막스거슨 박사가 커피관장, 녹즙요법 등으로 암을 비롯한 중병을 치료하면서 오늘날까지 이어져 대체의학의 중심요법인냥 알려지고 있다.

일본의 니시가쯔죠 같은 자연의학자는 단식요법과 배설제이용을 동시에 해도 무방하다고 했으나 미국의 폴씨 브래그 박사 같은 자연의학자는 배설제이용과 관장요법의 동시 실행은 습관성을 유발시킨다고 하여 절대로 하지않는 것이 좋다고 했다. 그는 오로지 단식요법만이 체내노폐물을 배설 시킬 수 있는 유일한 길이라고 역설했다. 그러나 이는 각자의 기호와 처한 환경에 따라 판단하고 실천하는 것이 좋을 것이다.

단식요법에 관한 안내서(건강신문사 발행)를 참조하거나 배설을 도와주는 기능성 식품 등을 섭취해도 된다. 기능성 식품의 경우 믿을 수 있는 제품을 선택하는 것이 무엇보다도 중요하다. 워낙 이상한 제품들이 많아 자칫 부작용이 초래될 수도 있기 때문이다.

신종플루를 비롯한 독감, 감기 치료·예방법으로 노폐물배설과 단식을 거론하면 전혀 생소하게 생각될 수도 있으나 신기할 만큼 효과가 있다. 단식의 효능을 알게되면 놀랄 것이다.

2) 자연식

면역세포를 포함한 인체의 모든 세포는 먹는 음식에 의해 만들어 진다는 사실을 인식한다면 먹거리와 음식이 얼마나 중요한지 이해가 될 것이다. 우리가 날마다 섭취하는 음식이 세포가 되고 매일의 생활습관에 따라 세포의 질이 달라진다는 지극히 평범한 진리를 사람들은 너무 오랫동안 외면해왔다.

현대문화가 일어나기 전의 식사가 대체로 자연식이었다는 것은 여러 자연건강주의자들의 공통된 견해이다. 우리나라도 1백년 전까지만 해도 사실상 자연식 식단이었다.

구체적으로 말하면 씨눈이 있는 쌀이나 밀로써 만든 밥, 빵을 먹어야 한다는 것이다. 그리고 야채를 데치지 않고 생으로 먹어야 한다는 것이다.

육류의 경우, 사육시 자연의 상태에 가깝게 방목하여 자연식을 시킨 동물에서 취해야 한다는 것이다. 요즘과 같이 좁은 공간에 가혹하게 가두어 두고 성장촉진제, 항생제를 비롯하여 이상한 사료들을 먹여서 키

운 소, 닭, 오리, 개, 돼지 등에서 취하는 육류는 인체에 나쁜 영향을 준다는 것이다. 이들 짐승들을 키우는 현장을 직접 보게되면 쉽게 육류를 먹지 못할 것이다.

씨눈있는 곡류, 자연에서 수확한 야채와 과일, 그리고 채소류와 생선이 훌륭한 자연식의 재료가 된다. 이러한 식품과 가까이 하면서 비자연식인 화학적인 먹거리들을 적극 피해야 한다는 것이다. 익혀서 캔이나 병에 저장한 주스, 통조림 등의 식품들도 비 자연식이므로 가급적 피해야 한다는 것이 자연의학자들의 주장이다.

캔 등에 저장된 제품들과 주스 등을 만드는 과정과 첨가되는 성분들의 위해성을 안다면 아마 생각이 바뀔 것이다. 우리땅에서 나는 싱싱한 야생의 제철 식재료들로 만든 음식이 면역력을 높이는 가장 훌륭한 자연식이다. 시설재배됐거나 농약 등으로 가꾼 야채는 당연히 비바람, 벌레 등을 견디며 생성된 자연상태의 약성이 없기에 병을 예방하거나 치료할 수 있는 자연식 재료들이 아니다.

3) 생수와 비타민 C

우리들은 생수를 마시면 세균에 노출되어 질병에 걸리게 된다고 믿고서 오랫동안 끓인 물을 마시는 오류를 범했으나 최근에는 많은 사람들이 생수를 선호하게 돼 생수시장도 엄청나게 커졌다. 옛날 같았으면 상상도 못할 일이다. 그러나 지금은 또 대기가 오염되어 있어서 생수 조차 믿을 수가 없기 때문에 생수를 끓여 증발시켰다가 다시 만들어서 마셔야 한다는 증류수 주장자들도 등장하고 있다.

미국의 심령진단가 에드가 케이시는 환자의 경우 병이 완전히 나을 때까지 만이라도 증류수를 섭취해야 한다고 했다. 폴 씨 브래그박사도 생수를 믿을 수가 없으므로 반드시 증류수만 마셔야 한다고 주장했다.

녹즙요법의 전문가였던 노먼 워커 박사 역시 증류수 예찬자였다. 자연의학으로 암을 비롯한 온갖 생활습관병을 치유 시켰던, 세기를 걸어간 천재의사 막스거슨 박사도 녹즙에 함유되어 있는 물이 증류수이므로 녹즙을 하루에 8잔 이상 마시게 되면 증류수를 따로 마실

필요가 없다고 했다.

생수를 통하여 미네랄을 섭취해야 하므로 증류수 보다는 생수를 마셔야 한다고 주장하는 자연의학자들도 있으나 이들 증류수 예찬자들은 생수 속의 미네랄은 광물질이기 때문에 인체에 쌓여 해로움을 줄 뿐이라고 했다. 그들은 곡류와 생야채, 녹즙을 통하여 미네랄을 취해야 한다고 주장했다. 그러나 깨끗한 자연수만큼 좋은 물은 없다. 깨끗한 물은 그 자체만으로도 훌륭한 치료제이자 면역력 증강제이다.

한편 콧물이 심하거나 목·편도선 등이 붓는 독감·감기의 경우는 생수이든 증류수이든 찬 것 보다는 끓인 따뜻한 물을 마시는 것이 낫다. 감기의 예방차원에서는 생수가 낫지만 이미 감기에 걸렸다면 바이러스의 기세를 꺾어야 하기 때문에 따뜻한 물을 마셔야 하는 것이다. 바이러스는 열에 약하다는 평범한 이유에서이다.

비타민 C가 건강유지에 절대 필수물질이라는 것은 이제는 많은 사람들이 잘 알고 있다. 그러나 약국에서

식품이나 약품으로 비타민 C를 구매할 것이 아니라, 이 중요한 물질을 녹차나 감잎차, 또는 생야채와 녹즙을 통해서 섭취해야 한다고 자연의학자들은 주장한다. 우리나라에서 생산되는 감잎에 비타민 C가 대단히 많이 함유되어 있다는 사실은 일본의 자연의학자들도 인정하고 있다. 그래서 한국인들이라면 누구든지 쉽게 감잎차를 구입하여 간단한 방법으로 이 중요한 비타민 C를 섭취할 수가 있을 것이다.

비타민 C의 인체 면역력 증강 효과는 노벨상을 생애에 두번이나 수상한 폴링 박사 등에 의해서도 이미 수십년 전에 확인 된 사실이다.

국내에서는 서울의대 해부학교수로 있는 이왕재 박사가 비타민 C의 전도사이자 최고 전문가로 통한다. 이왕재 교수는 자신의 비타민 C에 관한 저서 등을 통해 비타민 C를 위시한 비타민 A, 베타카로틴 등의 항산화제가 감기 등과 같은 바이러스성 질환의 예방 및 치료에 도움이 된다고 밝히고 있다. 특히 비타민 C는 그 자체가 바이러스에 대한 살균효과를 갖을 뿐만 아니라 비타민 C에 의한 면역증강 효과와 항바이러스 효

과는 실제 임상에서도 입증되고 있다고 주장하고 있다. 사스, 조류독감, 신종플루 등의 증상이 감기처럼 시작돼서 노약자나 다른 기저질환이 있을 경우 폐렴, 호흡부전 등으로 악화되는 전형적인 바이러스 질환인 만큼 비타민 C요법은 주목해 볼 필요가 있을 것이다.

4) 산소

우리들이 매일 섭취하는 것 중 물이나 자연식보다 더 중요한 것이 산소이다. 우리는 수십일동안 음식을 먹지않고 단식을 하여도 생명을 유지할 수가 있으나 산소는 5~7분이상 흡입하지 못하면 죽게 된다. 그런데 대부분의 사람들은 이렇게 중요한 산소에 대하여 잘 모르고 있다.

그리고 산소는 입과 코만으로 들여 마셔지는 것이 아니다. 우리들 인체의 전표면 즉 피부를 통하여 산소를 더 많이 흡입하게 된다. 많은 이들은 이러한 사실을 충분히 알지 못하기 때문에 두꺼운 옷을 입어 산소의 체내흡입을 방해한다. 부모들도 산소의 중요성을 제대로 알지 못해 대부분 어린이들에게 옷을 겹겹히 껴 입

혀서 면역력을 떨어뜨리게 하고 있다.

어른들뿐만 아니라 어린이들까지도 면역력을 높이려면 산소와 가까이하는 방법에 대하여 제대로 교육해주지 않으면 안될 것이다. 깨끗한 산소는 면역력 강화에 있어 절대적이다. 물과 공기가 깨끗한 깊은 산속에서 중병을 떨치고 기사회생하는 많은 예가 이를 증명해주고 있다. (부록 참조)

5) 운동

면역력 강화를 위해서는 운동 또한 필수적이다. 그러나 모든 이에게 모든 운동이 다 좋은 것은 아니다.

탁구, 테니스, 골프와 같이 몸의 균형이 깨어져 운동의 방향이 한쪽으로만 치우쳐지는 것이 해로운 분들도 많이 있다. 그래서 운동량이 인체에 고루 퍼지는 운동을 규칙적으로 하는 것이 가장 바람직하다. 서늘한 시간대에 행하는 걷기와 달리기는 아주 좋은 운동이다. 스트레칭, 춤과 수영도 대단히 훌륭한 운동이다.

자연의학자 니시 가쯔죠나 폴 씨 브래그 박사, 에드가 케이시가 안내한 등배운동, 모관운동, 합장합척운동, 심장강화운동법들을 익혀 두는 것도 면역력 강화의 좋은 방법들이다. 그리고 운동은 반드시 규칙적으로 하는 것이 이상적이라는 것이 이들 자연의학자들의 한결 같은 주장이다.

신진대사를 원할하게 하는 유산소운동과 근력운동을 병행하면 더 바람직하다. 근력운동의 경우 면역체계 강화뿐만 아니라 암 발생률도 30~40% 줄일 수 있다는 것이 최근 현대의학계의 연구결과 밝혀지기도 했었다.

6) 목욕

목욕도 면역력을 강화시켜주는 훌륭한 방법이다. 크나이프 세바스찬이 고안한 냉온욕요법을 니시 가쯔죠는 면역력 강화를 위한 가장 중요한 요법으로 받아 들였으며, 폴 씨 브래그 박사는 냉온 샤워 요법을, 에드가 케이시는 증기욕과 좌욕도 대단히 훌륭한 요법이라고 했다.

각탕요법 또한 신종플루같은 독감, 감기 예방·치료에 뛰어난 요법이다. 이들 요법들을 익혀서 실천하면 질병을 예방할 수 있을 뿐만 아니라 잘못되어 질병에 걸리게 되더라도 단시일내에 쉽게 치유 시킬 수가 있다. 체질이 강화되어 면역력이 높아지게 되기 때문이다. 이들 각각의 구체적 방법들은 뒤에 다시 설명하겠다.

7) 요료법

요료법이란 자신의 오줌을 자신이 직접 마심으로써 질병을 예방, 치유하는 방법이다. 오줌은 병인으로 인한 인체의 대사계를 조절하여 기능을 정상화시키는 역할을 하는데 이는 오줌을 다시 마시는 과정에서 오줌의 성분이 목으로 통과하면서 후두의 센서 세포가 이를 감지, 질병에 대한 상세정보를 뇌에 전달하여 면역계와 자연 치유력을 활성화 시킴으로써 건강을 회복하게 한다는 원리이다. 혈액을 정화하여 인체의 자연치유력을 회복하고 그 힘으로 질병을 예방 치료하는 방법이 바로 요료법이다.

오줌이 더러운 것이라는 것은 잘못된 상식이다. 오줌은 혈액성분을 조절하기 위해 신장에서 혈액을 걸러서 나온 것이므로 혈액의 성분과 거의 같다. 균이 없을 뿐더러 매우 청결하다는 것이 의학적으로도 밝혀졌다. 오줌에서 추출한 물질로 만든 의약품도 여러종이다.

뇌졸중 치료제로 사용되는 유로키나제가 대표적이며 피부연고제 등도 현재 시판되고 있다. 오줌에서 항암물질을 추출하여 노벨의학상을 수상한 례도 있다.

국내에서의 요료법은 주로 지식인들을 위주로 실천되면서 확산되고 있다. 서울대 생물학과와 서울대 보건대학원을 졸업한 김정희씨가 1990년대초 얼굴과 실명을 밝히면서 요료법을 주장하고 나선 후 부산시 약사회장을 역임한 김용태 약사와 서울대 영문과를 졸업하고 12대 국회의원을 지낸 김태수씨, 서울교대 교수를 지낸 김기일 박사, 성균관대 교수를 지낸 강국희 박사, 내과전문의 성동일 원장 등 일부 사회지도층 인사들이 중심이 되어 요료법을 일반인들에게 전파하고 있다.

요료법에 관한 임상연구로 국내에 두명의 요료법 박사가 배출되기도 했다.(성균관대와 단국대) 초보자들에게는 오줌을 마신다는 것이 꺼림칙하게 느껴지겠지만, 오줌이 자신의 건강을 지켜주는 '생명수' 라는 것을 깨닫기만 한다면 음뇨를 한다는 것이 그리 어려운 일만은 아니다.

오줌을 마시는 양은 개인에 따라 다르겠으나 보통 건강관리와 질병의 예방을 위해서라면 하루에 반 컵 정도 마시면 된다. 그러나 병을 앓고 있는 환자는 한 컵 이상 마셔야 한다. 요료법을 처음 시도해 보려는 사람은 처음부터 많이 마시지 말고 소량으로 시작해서 차츰차츰 늘리는 것이 좋다. 초기 감기증세가 나타날 경우 요료법이 특효이다. 오줌이 강력한 천연항생제라는 것은 이미 널리 알려진 사실이다. 건강신문사에서 요료법에 관한 안내서가 여러종 출간돼 있다.

8) 각탕요법Fussbad Theraphy

각탕요법은 전신냉온욕이 아닌 무릎밑까지만의 냉

온욕을 말한다. 전신냉온욕이 어려울 경우 무릎밑까지만의 냉온욕으로도 발한과 혈액순환을 촉진시켜 전신냉온욕의 효과를 보게 하는 것이다.

각탕요법의 방법은 먼저 각탕기脚湯器나 물통에 섭씨 40도의 더운 물을 준비하고, 반듯이 눕거나 앉아 무릎 밑 장단지까지를 담그고 무릎의 위쪽 상체는 모포나 이불로 싸 덮는다. 그리고 5분마다 끓인 물의 온도를 1도씩 올려 43도까지로 한다. 이 때는 더운 물을 붓거나 전열電熱 장치로 데워도 좋다.

섭씨 40도에서 5분간
섭씨 41도까지 올려 5분간
섭씨 42도까지 올려 5분간
섭씨 43도까지 올려 5분간

연속해서 20분쯤 하면 대부분 땀구멍이 열려 발한을 하니까 발을 물에서 꺼내 잘 닦고, 별도로 준비한 냉수에 담근다.

이 때에 냉수의 온도와 시간은 다음과 같다.

섭씨 14도면 2분간(1회)
섭씨 16도면 2분30초(1회)
섭씨 18도면 3분만(1회)

냉수에서 꺼내면 발의 물기를 잘 닦고, 따뜻하게 하여 편안하게 눕는다. 각탕은 냉해지기 쉬운 하지河肢 혈액의 순환과 발한을 촉진하는 방법이다. 따라서 20분이내라도 발한이 되면 중지해도 된다. 발한이 잘되지 않는 사람은 15분쯤이 경과했을 때에 따뜻한 물을 조금씩 마시면 된다.

그래도 발한이 되지 않으면 20분에서 그만두지 말고 5분씩 연장하여 40분까지 하면 되는데 그 정도면 대부분 땀이 난다. 이때는 냉수에서 꺼내 물기를 닦은 후, 뒤꿈치 부분을 붕대로 약간 강하게 감아 소금물에 적시고, 그대로 편안히 누워서 건조 시키는 것이 좋다. 마를 때까지 절대로 걷거나 일어서거나 하여서는 안된다. 그렇지 않으면 발에 관절염을 일으킬 위험이 있다.

냉수에서 꺼내고 나서 잘 닦고 2분간 모관운동을 해주면 더욱 좋다.

발한 후는 대략 2시간 반 이내에 생수와 식염과 비타민 C를 섭취하면 상승효과를 얻을 수 있다. 생수와 비타민 C는 같이 먹어도 좋으나, 식염은 야채나 과일에 찍어서 40분 정도 있다가 먹고, 그 전후 3~40분 사이에는 물을 마셔서는 안된다. 각탕을 하는 시간은 원칙적으로는 오후 3시 이후가 좋다. 열이 높을 때는 오후 3시, 6시, 9시의 3회에 한다. 피부의 살성이 나쁜 사람이 하루 두 번 이상 할 때는 마친 후 발에 올리브유나 동백기름 같은 것을 발라 두는 것이 좋다.

또한 가능한한 공복시에 행하는 것이 좋다. 식사후는 적어도 30분의 시간 차이를 두어야 한다.각탕후 발이 차져서 따뜻하게 되지 않을 때는 다음부터는 냉수에 담그는 시간을 40초나 1분으로 단축하여야 한다. 각탕중 숨이 찬 사람은 일시 중지하고, 발목 교대욕을 1,2회 한 후 다시 계속 하여야 한다. 발한 직전에는 다소 괴롭지만 참아야 한다.

미열 환자는 죽을 먹는 날에 각탕을 1~3회하고, 이날은 식염을 섭취하지 않고 다음날부터 섭취하여야 한다.

독일의 자연요법가 부라우플레박사는 열탕의 온도를 섭씨 42~45도까지로 하여 10~30분 하라고 하고 있으나 온대 지방인 우리나라에서는 앞에 설명한 방법이 적당하다. 이 각탕법은 사실상 감기즉치법感氣卽治法의 자연건강법이다. 그만큼 감기치료에 뛰어난 효과가 있는 대체요법이다. 웬만한 감기, 독감은 각탕요법으로 예방, 치료된다.

그러나 바이러스를 퇴치하기 위해서 체열을 높이면서 땀구멍을 열어 내열을 밖으로 배출시키는 방법이므로 반드시 땀이 나야 효과가 있다.

9) 냉온욕요법

냉온욕이란 목욕을 할 때에 냉탕과 온탕에 교대로 입욕入浴하는 방법으로 바른 냉온욕은 냉탕과 온탕의 두 개를 만들어, 먼저 냉탕에 1분간, 다음에 온탕에 1

분간 들어갔다 나오는 것을 말한다. 대중목욕탕을 이용해도 되며 요즈음엔 물온도가 표시되는 대중목욕탕도 있다. 처음부터 냉탕에 들어가는 것이 쉽지 않으면 익숙해질 때까지는 온탕에 먼저 들어가 몸을 덥힌 뒤에 냉탕에 들어가도 좋다.

자세한 방법은 다음과 같다.

① 병약자病弱者로서 30세 이상인 사람은 먼저 손목과 발목의 끝부분에 냉수를 끼얹는 것으로 시작하여, 이에 익숙해지면 다음에 무릎밑 부분에 끼얹고 그다음 허벅다리의 끝까지 끼얹는다. 일주일쯤 하여 익숙해지면 목까지 탕에 넣어 냉온욕을 한다.

온탕의 온도는 41~43도, 냉수의 온도는 14~15도가 이상적이지만 익숙해질 때까지는 냉수에 더운물을 타서 적당히 온도를 조절하다가 익숙해지면 차차 온도를 내려 이상적인 온도로 해도 된다. 도저히 전신 냉온욕이 어려우면 허벅다리까지만 할 수도 있는데 이때는 먼저 전신 온욕을 한 후에 일단 나와서 상반신을 수건

으로 닦은 다음 허벅다리 밑까지만 온탕 1분간, 냉탕 1분간, 이렇게 냉온 교대로 1분간씩 각 3회씩 되풀이하고 끝에는 냉탕에서 나와서 물기를 잘 닦고 몸을 공기에 말린 후에 옷을 입는다.

② 동맥경화증動脈硬化症의 염려가 있는 사람의 냉온욕은 온도차가 적은 범위에서 시작하여 차차로 이상적인 온도차인 30도 가까이 되게 하여 실천하면 된다.

이것을 표로 보면 다음과 같다.

온탕의 온도	냉탕 온도	실행하는 일수
40°	30°	3~5일간
41°	25°	2~3일간
42°	25°	2~3일간
43°	14~15°	단 익숙해지면 온탕의 온도는 41~2°에서 멈추어 두는 것이 좋다.

③ 질병치료가 아닌 건강한 사람이 면역력 증강과 건강관리의 목적으로 하는 냉온욕은 온탕의 온도는 섭씨 41~43도, 냉탕의 온도는 14~5도로 하여 그 차이가 30도에 가까운 것이 효과적이다. 처음으로 냉온욕을

할 때는 ①의 방법으로 하여 점차로 정규의 냉온욕으로 옮겨가는 것이 좋을 것이다.

처음에는 전신 냉욕 1분간, 다음에 전신 온욕 1분간, 다음에 냉욕 1분간, 또 다음에 온욕 1분간, 이렇게 교대로 1분간씩 하고 마지막에는 언제나 냉욕에서 끝내야 한다.

냉탕부터 시작할 때에는 5회 또는 7회째에 끝내고 처음 부터 냉수에서 시작할 수 없는 사람은 온탕에서 시작해도 좋다. 이때에는 온 4회, 냉 4회, 합계 8회로 역시 냉탕에서 마치지 않으면 안된다. 그러나 이는 어디까지나 원칙적인 기준일 뿐 크게 구애받지 않아도 된다.

냉탕의 준비가 없는 경우에는 수도의 호수로 발 끝에서 차차 위쪽으로 물을 뿌려 가든지, 물통으로 발부터 끼얹어도 좋다. 온천과 같은 곳에서 냉수가 없는 경우에는 바깥에 나와서 살갗을 외기에 쐬어서 냉욕으로 대신 할 수도 있다.

대중목욕탕 등에서 냉탕의 수온이 너무 차서 1분간

들어가 있을 수 없을 때에는 견딜 수 있을 때까지 들어가 있다가 나머지 시간은 그대로 밖에 있으면서, 1분이 경과한 후에 온탕에 들어갈 수도 있다. 여러 여건에 따라 실천가능한 방법으로 하면 되는 것이다.

실행을 할 때에는 가슴을 펴고 자세를 바르게 하여 충분히 폐포肺胞를 확장시키는 것이 좋다. 간장질환肝臟疾患이나 간경변증肝硬變症인 사람은 풍욕을 적어도 3개월 실행한 후에 서서히 실시하도록 하는 것이 좋다. 냉온욕에 익숙해지면 온욕만으로는 기분이 산뜻해지지 않는다. 감기 증세가 있을 때나 감기가 완전히 떨어지지 않을 때, 또는 피로가 쌓일 때 냉온욕을 하면 참으로 신통한 효과를 얻는다. 냉온욕은 독감이나 감기에 대한 면역력을 높이기 위한 감기단련법이다. 즉 냉욕은 오한이고, 온욕은 발열이다.

자연의학자들에 따르면 이 냉온욕은 온욕으로 혈관을 확장시키고, 냉욕으로 동·정맥과 임파관淋巴管을 수축시키는 것이니까, 냉온욕의 교대로 맥관계脈管系의 수축과 확장을 왕성하게 하여 혈액순환을 좋게 하

며, 특히 임파의 환류環流와 청정淸淨에 탁월한 효능을 보인다고 한다.

독일의 자연의학자인 부라우플레 박사(Dr. A.Brauchle)는 온탕을 30초에서 50초, 다음에 냉탕을 5초로 하여, 교대로 5회 하도록 하고 있으나, 국내 전문가들은 독일은 북위北緯 50도의 곳이고, 우리가 사는 북위 36도의 온대지방에서는 1분 1분 교대로 하는 것이 좋다고 밝히고 있다.

요즘은 대중목욕탕 시설이 워낙에 잘돼 있어서 마음만 먹으면 누구든지 어렵지 않게 냉온욕을 할 수 있다. 정해진 회수에도 크게 얽매일 필요없이 자신의 신체적 능력에 따라 시작하면 되는 것이다.

10) 피마자기름 요법

아주까리씨로 짠 기름을 피마자기름이라고 부르는데 영어로는 캐스터 오일이라고 한다. 이 보잘 것 없는 식물의 씨앗에서 특수한 방법으로 산화가 되지 않게 짜낸 기름이 거의 만병 통치약이 된다고 알려 준 사람

은 에드가 케이시였다.

에드가 케이시는 미국 태생의 심령진단가로서 최면 상태에 들어 갔을 때에 환자의 이름과 주소를 알려 주면 그 사람의 영혼의 기록부를 읽어서 그 환자의 질병 상태와 질병이 일어나게 된 원인, 그리고 치료법과 치료를 담당할 수 있는 의사나 자연요법 치료사의 이름과 주소까지 정확하게 알려주었다고 전해지고 있다. 더욱이 그는 희망자에 따라 직업의 선택, 결혼의 대상자를 알려주는 등 인생살이에 필요한 여러 가지의 조언도 해 주었다고 한다. 당시 케이시의 이러한 행위를 리딩(reading)이라고 했는데 그가 생존시에 행한 리딩이 15,000건이나 되며 현재 미국의 버지니아 비치에 있는 애틀란타 대학의 연구소에 비치되어 있어서 많은 후학들이 그의 신비한 활동에 대하여 연구를 해 오고 있다고 한다.

아마 우리나라의 주역을 공부한 역학자같은 역할을 당시 케이시가 한 듯 하기도 하다.

어쨌든 피마자기름을 사용하면 인체내의 생리 기능 조절력을 회복시켜 주기 때문에 간을 비롯한 여러 기관의 기능 부전을 회복 시켜 면역력을 강화시켜 준다고 미국의 의사 윌리암 맥가레이 박사도 그의 저서 '병을 고치는 기름(The Oil That Heals)'에서 밝히고 있다. 윌리암 맥가레이씨의 부인 글레디스 테일러 맥가레이씨도 의사인데 그들 부부는 오랫동안 미국의 애리조나주 휘닉스시에서 개업을 하면서 피마자기름요법을 주된 치료법으로 환자들의 면역기능을 회복시켜 주고 있다. 현대의학으로는 질병을 근본적으로 치료할 수가 없다는 사실을 알게 된 맥가레이 박사는 어렸을 때부터 관심을 가졌던 자연요법에 눈을 돌렸다가 마침내 케이시 치료법을 알게 되어 그의 치료법만으로 환자들을 보는 것으로 방향을 바꾸어 버린 것이다.

이들 자연의학자들은 피마자기름으로 복부 찜질을 하면 오래된 숙변도 제거된다고 한다. 커피관장이나 단식으로 잘 제거가 되지 않는 게실 속의 숙변도 피마자기름 찜질요법으로 제거될 수가 있다는 것이다.

피마자기름 요법은 대개 7가지로 나누어 말할 수가 있는데 ① 전신 마사지 ② 부분에 따른 부분 마사지 ③ 관절염이나 골절 부위 등에 바르기 ④ 귀앓이나 이명 등에는 귀 안에 넣기 ⑤ 복부 찜질 ⑥ 기름을 마신 후 커피관장 하기 ⑦ 하제용으로 마시기 등이다.

그러나 어느 경우에라도 산화가 되었거나 산화가 되기 쉬운 기름은 피해야 한다.

피마자기름으로 전신마사지를 하려면 전문가의 도움을 받아야 하나 나머지의 다른 요법들은 필요한 준비물만 갖추면 스스로 할 수가 있다.

복부찜질을 하려면 다음의 준비물들이 필요하다.

① 피마자기름 ② 기름을 바른 복부를 덮을 면으로 된 천 ③ 비닐시트 ④ 홀더 ⑤ 전기 히팅패드 ⑥ 복부의 기름을 지울 수가 있는 티슈나 자연 세제

이런 장비들이 준비되었으면 피마자기름을 티스푼으로 한 스푼이나 한 스푼 반쯤 되는 양을 손(일회용

장갑 사용)에 받아 가슴의 양쪽 늑골이 있는 부위에서 시작하여 아래로 문질러 내려가 온 배에다 기름을 고루 바른다. 그리고 손바닥의 기름은 티슈로 닦는다. 기름을 바른 배위에 천을 대고 그 위에 비닐시트를 덮고 홀더에 전기패드를 넣어 배에 올린다. 그리고 홀더의 끈을 묶어 패드를 고정시킨다. 처음엔 전기패드의 온도를 낮은 데서 유지하다가 온도를 높이는데 피부가 열에 데이지 않게 해야 한다. 열을 올려 둔 채 잠을 자다가 데일 수도 있으니 조심해야 한다. 이때의 가장 좋은 자세는 명상이나 기도를 하는 것이지만 텔레비전을 보아도 무방하다.

찜질의 시간은 하루에 한 시간이나 한 시간 반으로 하고 최소한 30~40일간 계속 해야 한다. 그 후로는 격주에 이틀씩 연달아 하면 건강유지에 아주 좋은 효과를 보게 된다. 찜질을 마친 후 티슈로 복부의 남은 기름을 닦아 내거나 소다를 섞은 물을 적셔 닦아 내어야 한다. 그리고 복부에 얹었던 천은 계속해서 사용할 수가 있으므로 버릴 필요가 없다. 플라스틱 봉지에 담아 두었다가 재사용한다. 혹시 천에 균이 묻어 있을지도

모르므로 처음 사용 할 때에는 물에 끓여서 사용 하는 것이 좋다. 그리고 사용 후 냉장고에 보관 해도 된다.

관장을 할 경우에는 피마자기름 한 숟가락(밥숟가락)을 마신 후 진한 커피를 마시고 4시간이 지난 후에 커피관장이나 비누관장을 하면 관장의 효과가 더 좋아진다고 한다. 이 요법은 막스 거슨 박사가 이용했던 방법으로 전해지고 있다.

피마자 기름의 치료 효과는 워낙 다양하여 서양에서는 이 기름을 크리스도의 손(Palm of Christ)이라고 부른다. 예수의 손길이 닿기만 하면 모든 질병이 치유 되었듯이 이 피마자기름요법을 실천하면 웬만한 질병은 다 효과를 보기 때문에 그렇게 부르게 된 것이라고 한다. 크리스도의 손이라는 것은 과장된 얘기겠지만 하여간 자연의학자들은 피마자기름요법을 독감, 감기 예방, 치료뿐만 아니라 암, 간경화 등 중병환자들에게도 면역력 강화를 위해 권하는 자연건강법이다.

11) 보온온열요법

각탕요법이나 복부찜질요법의 근본 목적은 발한이다. 체열은 높이면서 내열은 땀구멍을 열어 밖으로 배출하여 바이러스에게 불리한 환경을 만들어 세력을 약화시킨 다음 체내의 면역세포들이 위축된 바이러스들을 공격하게 만드는 것이다. 복부찜질중일 때나 밤에 수면시 면양말, 면버선, 혹은 면으로 만든 덧신 등을 신고 있어도 도움된다. 보온을 통해 발을 따뜻하게 해주는 것만으로도 체온유지와 혈액순환에 큰 도움을 주기 때문이다.

목을 따뜻하게 보온해 주는 것도 중요하다. 신종플루, 독감, 감기바이러스가 몰려 있는 상기도로의 원할한 혈류순환을 위해 목을 보온해 줄 필요가 있다. 바이러스가 진을 치고 있는 부위에 가급적 많은 면역세포를 보내 싸우게 하려면 혈액의 유입이 잘돼야 하는 것이다.

피마자 기름 찜질뿐만 아니라 찜질팩 등을 이용한 복부찜질도 도움된다. 복부찜질을 하는 동안 땀구멍이

열려 이마에 땀이 난다면 거의 감기는 잡힌다. 독감, 감기가 심할 경우라면 웬만큼 복부찜질을 해도 이마에 땀이 잘 나지 않는다. 보통 이마에 땀이 날 정도로 2~3회 정도 복부찜질을 하면 대개 바이러스는 기세가 꺾인다.

독감, 감기가 심하면 오한으로 심한 추위를 느낀다. 두꺼운 옷을 입고 이불을 뒤집어 써도 추위를 느낀다. 이럴때는 얇은 면옷을 여러벌 껴입는 것이 효과적이다. 두꺼운 옷보다 얇은 옷을 여러벌 껴입고 체온유지를 하면서 발한하면 바이러스를 퇴치할 수 있다. 이때 비타민 섭취를 위한 천연차로는 생강, 오미자, 대추, 감잎, 레몬, 마늘, 귤껍질, 무즙, 배즙 등이 좋다. 따뜻한 천연차를 마심으로써 비타민 C와 수분을 동시에 취할 수 있어 효과적이다.

4. 독감, 감기 예방, 치료를 위한 자연요법과 생활습관

절식 혹은 단식은 중요한 식사요법이다. 독감, 감기가 심하면 입맛이 없어지는 경우가 많은데 이는 자연스러운 인체의 면역시스템 반응이다. 소화·흡수보다는 바이러스 퇴치가 우선이기 때문에 에너지를 결집하고 바이러스의 활동으로 인한 각종 유해한 독소들을 제거시키려는 일 때문이다. 이같은 본능적 반응을 무시하고 억지로 음식을 섭취하는 것은 아주 잘못된 식사요법이다.

기질적인 원인이 아닌 경우 입맛이 없을 때는 단식이나 절식이 가장 효율적인 자가대처방법이다. 절식

혹은 단식, 배설은 독감, 감기치료에도 대단히 유용한, 기본적인 자가요법이다.

음식으로는 잘 알려진 것처럼 황태국이나 콩나물 국 등은 매우 효과적이다. 우리 선조들이 콩나물국에 고춧가루를 풀어서 먹던 식습관은 자연의학적으로는 아주 놀라운 방법이다. 고추를 고추장에 찍어 먹는 식습관도 놀랍기만 하다.

기력이 떨어진다고 고기 등을 마구 섭취한다면 오히려 바이러스의 세력만 키울 뿐이다. 특히 우유나 콜라, 설탕과 동물성 지방은 독감, 감기 환자들에게는 아주 나쁜 음식들이다. 바이러스들이 좋아하는 음식들이기 때문이다. 과일 중 사과도 감기환자들에게는 도움이 안된다는 것이 경험자들의 증언이다.

요즈음은 병원이나 한의원 등에서도 감기환자들에게 기름진 육류 등은 피하라고 대부분 권하고 있다.

몸져 누울 정도가 아니면 혈액순환과 체열을 높일 수 있는 운동은 도움된다. 땀을 흘릴 수 있을 정도의 가벼운 산행이나 조깅 등은 체열을 높이고 산소를 흡입하여 바이러스가 싫어하는 환경을 만들면서 면역력

을 높여주므로 일석다조이다.

손을 잘 씻는 것과 소금물 양치 등 만으로도 웬만큼 예방은 할 수 있으며 초기 독감, 감기라면 소금물 가그린으로 치료도 가능하다. 물론 정제된 흰 소금이 아닌 국산 천일염 소금이라야 한다.

다음은 예방·치료에 관해 간추린 기본적인 자연요법과 생활습관에 관한 내용들이다.

1) 예방

다음의 방법들을 통해 일단은 바이러스의 체내 침입 자체를 막아야 한다.

① 유행성 독감이나 감기 등 호흡기성 유행병이 창궐할 때는 대중이 운집한 장소 등은 가급적 피한다.
② 집안에서도 방안은 물론 문손잡이, 그릇, 기타 여러 가족이 공동으로 사용하는 물건들은 잘 소독한다.
③ 손 씻기를 생활화 한다.

④ 고른 영양섭취와 충분한 휴식으로 교감신경의 지나친 항진을 방지한다.
⑤ 방바닥도 잘 소독하고 옷과 침구 등도 햇볕에 자주 말린다.
⑥ 냉수마찰이나 아침, 저녁에 찬물로 세수하기와 더운 물로 발을 씻는 습관을 갖는다.
⑦ 매일 아침, 저녁 창문을 열고 30분 이상 환기를 시킨다.
⑧ 매일 방안에 식초냄새를 15~20분 정도 풍기게 한다.
⑨ 두 손바닥을 맞대고 비벼 열을 낸 후 코의 양옆을 손가락으로 누르며 문지르는 코 마사지를 수시로 한다.
⑩ 가을에 너무 일찍부터 두터운 옷을 입지 않는다.
⑪ 노동이나 운동 후 땀이 났을 때 갑자기 옷을 많이 벗지 않는다.
⑫ 산모가 환자일 경우 불가피하게 수유를 해야 하면 마스크를 끼고 젖을 먹여야 하며 기침이나 재채기를 할 때는 반드시 손수건, 휴지 등으로 코와 입을 막아야 한다.

2) 치료

예방조치를 취했는데도 어쩔 수 없이 감염됐다면 다음의 방법들을 선택적으로 실행하면 된다.

① 유행성 독감, 감기는 공기를 통한 호흡기 감염이기 때문에 특히 신종플루 환자는 다른 사람들에게 전염되지 않도록 격리시켜야 한다. 대학병원들과 일선의료기관들이 신종플루 환자 진료 등을 부담스러워 하는 것도 의료기관내에서의 집단 감염을 우려하고 있기 때문이다.

지금 '신종플루' 때문에 전세계가 대책마련에 혈안이 되고 있지만 정작 어떤 국가의 정부도 어떤 의료기관이나, 의사도 100% 안전을 보장해주지는 못한다. 철저히 자기자신이 자신의 안전과 생명을 책임져야 할 뿐이다.

② 국산 천일염 소금을 3% 정도로 희석한 소금물로 자주 입안을 헹군다.

③ 믿을 수 있는 한국한 프로폴리스를 수시 음용한다. 프로폴리스는 항바이러스, 항균 효과가 뛰어난 천연 봉산물이기 때문에 예방은 물론 초기증

상에도 뛰어난 효과가 있다.

④ 열이 심하면서 머리가 아플 때에는 누워서 안정을 취하면서 입안이 마르지 않도록 물을 조금씩 자주 마신다.

⑤ 방안의 온도는 20~22℃, 습도는 50% 정도로 유지하며 방안공기를 자주 환기시킨다. 독감, 감기 바이러스는 차고 건조한 환경을 좋아하기 때문에 바이러스가 싫어하는 환경을 만들어 줘야 하는 것이다.

⑥ 마늘을 한번에 2~3g씩 하루 2~4번씩 식사뒤에 섭취한다. 마늘차와 구운 마늘을 섭취해도 도움된다.

⑦ 구할 수 있다면 박하잎을 하루 25~30g씩 물에 달여 2~3번 정도 나누어 복용한다. 해열효과가 있다.

⑧ 갈근을 하루 30~40g씩 물에 달여 2~3번씩 식사후 음용한다. 해열과 발한 효과가 있다.

⑨ 차조기잎을 하루 20~20g씩 물에 달여 2번 정도 나누어 음용해도 해열·발한효과가 있다.

⑩ 열과 함께 기침이 심할 때 큰배 한개에 10곳 정도

구멍을 뚫고 껍질 벗긴 마늘을 넣어 은박지로 싸서 잘 구운 다음 함께 먹으면 기침을 진정시켜 주고 열을 내리는 효과가 있다.

⑪ 오미자를 하루 20~30g씩 물에 달여 3회씩 식사후 음용한다.

⑫ 식초를 5% 정도 더운물에 희석해서 3시간에 한번씩 코속으로 떨어뜨린다.

⑬ 생강 8~10g을 물에 달여 3회씩 식사뒤에 음용한다.

⑭ 환자를 엎드리게 한 뒤 뜨거운 수건찜질과 30~40℃ 정도의 찜질팩으로 찜질한다.

⑮ 43℃ 정도의 뜨거운 물에 3분 정도 발을 담그고 있다가 찬물에 3초동안 담그기를 5~6회 반복하는 각탕요법을 한다. 10분 정도 지나면 대개 발한이 되는데 두통·근육통·관절통 등에 효과가 있다. (자세한 내용은 각탕요법편 참조)

⑯ 생강 25g, 파 5g, 천일염 5g을 함께 짓찧어 약천에 싸서 앞가슴, 어깨잔등, 발바닥, 손바닥 순서로 비비며 문지른다. 기침을 멎게 하고 열을 내리게 하는 효과가 있다.

⑰ 겨자를 앞가슴에 붙이고 찜질한다.

⑱ 도라지 20g, 율무쌀 30g을 물에 달인 후 하루 2~3번 음용한다.

⑲ 무우를 짓찧어 짜낸 즙 100㎖에 꿀 100g을 섞어 두고 한번에 한 숟가락씩 하루 3~4번 음용한다.

⑳ 마늘을 짓찧어 맵지 않을 정도로 꿀과 섞어 두고 한번에 한 숟가락씩 하루 3~4번 음용한다.

㉑ 물 150㎖에 오미자 100g, 짓찧은 마늘 10g을 섞어서 24시간 우린 다음 꿀 20g 정도를 고루 섞어서 한번에 50㎖ 정도씩 하루 3~4번 식사후 복용한다.

㉒ 항바이러스 효과가 있는 제품화된 건강보조식품 등도 도움된다. 실제로 체내의 면역력을 증강시켜주는 좋은 건강보조식품들이 시중에 많이 나와 있다.

필자가 자신있게 추천해 줄 수 있는 제품은 '대체식'이다. 감기뿐만 아니라 암, 당뇨 등 소모성 질환자들에게도 적극 추천한다.

현대의학은 바이러스를 직접적으로 제거할 수 있는 화학적 약을 아쉽게도 아직까지 합성해 내지 못하고 있다. 앞으로도 바이러스를 선택적으로 없앨 수 있는 화학적 약은 쉽게 개발되지 못할 것이다. 앞서 밝혔듯이 바이러스의 종류조차 알 수 없기 때문에 그 모든 바이러스를 없앨 수 있는 약을 일일이 다 개발한다는 것은 사실상 불가능하다. 이같은 논리로 백신도 마찬가지이다.

일반인들이 세균성 질병과 바이러스성 질병의 개념을 구별한다는 것도 쉽지 않을 뿐더러 사람들은 너무 오랫동안 항바이러스제제나 항생제를 독감, 감기 바이러스를 없애주는 감기 치료약으로 알아 왔다. 바이러스는 세균과는 달리 사람이나 동물을 숙주로 하여 사람 또는 동물 세포속에 숨어서 공생하고 있기 때문에 면역세포들이 잘 찾아내지도 못한다. 찾아내더라도 정상세포 속에 숨어있기 때문에 공격하기도 쉽지 않다.

영악한 바이러스들은 자신들에게 불리한 상황이면 세포속에 꼭꼭 숨어 있다가 유리한 상활이 되면 순식

간에 증식하여 기승을 부린다. 이럴때는 바이러스가 싫어하는 음식을 섭취하면서 또한 바이러스가 싫어하는 체내 환경을 만들어 주는 수밖에 없다. 식사를 포함한 자연건강법과 좋은 생활습관은 그래서 면역력 증강에 필수인 것이다. 이런 기본적인 자연요법과 생활습관을 잘 실천하면 독감, 감기 치료 및 예방은 충분히 가능하다.

암이나 당뇨, 간장병 등 중증의 질병들도 사실상 예방, 치료가 된다. 어떤 질병이라도 그 예방과 치료의 시작은 면역력을 높이는데 있기 때문이다.

치안유지가 잘돼 있고 국방이 튼튼한 나라라면 범죄가 발생될리가 없고 설령 외적이 침입한다 해도 쉽게 물리칠 수 있는 일 아니겠는가.

이 평범한 자연건강법들이, 하찮게 생각할 수도 있는 생활습관들이 어쩌면 귀하의 운명을 바뀌어 놓을수도 있을 것이다.

귀하가 한시간 혹은 두시간 정도면 알 수 있는 이 평범한 요법들을 정리하기 위해 우리는 무려 30여년의

세월을 보냈다. 엄청난 돈과 시간과 정열을 쏟아부은 것이다.

5. 면역력증강을 위한 기타 자연요법들

흔히 스트레스는 현대인들에게만 가해지는 특수한 현상이라고들 생각하는 사람들이 많이 있으나 사실은 그렇지 않다. 현대인들보다 앞서 살았던 중세인들이나 고대인들도 각종 스트레스에 시달려 왔다.

가난과 이별, 그리고 죽음과 전쟁, 자연재해 등 인류 문화생활에서 필연적으로 따르는 수많은 사태와 사건들이 그들의 마음을 아프게 했던 것이다.

스트레스는 예나 지금이나 면역력을 약화시켜 질병을 일으키게 하는 가장 무서운 적이다. 스트레스와 두려움이야 말로 우리들의 인체를 약화시키는 시발점이다.

가장이나 주부는 물론이고 초등학교 재학생, 심지

어 유치원 아동들까지도 스트레스에 시달려야 하는 것이 오늘의 문화 생활이다. 그리고 사람에 따라 스트레스의 원인도 다양하다. 어쨌든 이들 스트레스에서 벗어나야 체질을 강화시키고 면역력을 증강시킬 수가 있다.

명상요법, 취미, 운동, 레저, 오락 등 각자가 스스로에게 맞는 스트레스해소법을 찾아 이를 실천함으로써 질병의 덫에서 벗어날 수 있게 해야 한다.

스트레스 해소나 건강 체질로 바꿀 수 있는 요법들은 무수히 많기 때문에 스스로에게 맞는 방법을 택하여 실천 하는 것이 중요하다. 과일즙·야채즙요법, 풍욕, 마사지요법, 척주의 교정이나 발지압, 침구요법 등 이 책에 설명되어 있지 않은 내용일지라도 자기에게 유효한 요법을 가려내서 남의 도움을 받든가 아니면 스스로 실천하여 체질개선을 하면 된다.

신종플루는 전염력은 엄청나게 높은 유행성 독감이다. 특히 잠복기의 경우에는 본인도 모르게 타인에게 전염 시킬 수 있어 방역당국을 더욱 긴장시키고 있는

실정이다. 또한 호흡기 감염이기 때문에 언제 어디에서 감염될지는 누구도 알 수 없는 상황이다. 결국 자신의 면역력을 강화시켜 바이러스에 대한 저항력을 길러주는 것이 현재로서는 최선의 방법이다.

자연의학계에서 주장하고 있는 여러요법들은 비교적 쉽게 일반인들이 실천할 수 있는 방법들이다. 생즙(녹즙)은 살아있는 영양소와 효소의 체내 빠른 흡수로 인체의 여러 기능을 강화시켜주며 비타민요법도 사실상 공인된 자연건강법이다. 특히 비타민 C의 다량흡수는 면역력 강화와 함께 질병치료에도 큰 효과가 있는 것으로 밝혀지고 있기도 하다. 배설요법은 체내의 배설물을 배출시킴으로써 독소를 제거해서 면역력을 높여준다는 요법이다.

우리나라에도 이를 이용해 환자를 치료하는 의료기관이 있기도 하다.

운동요법은 일반적으로 알려진 야외운동 외에 실내에서도 비교적 간단하게 실천할 수 있는 모관운동, 붕어운동, 합장합척 운동 등도 있는데 이에 대한 자료도

국내에 많이 보급돼 있다. ('니시건강법' 건강신문사 발간)

생수요법은 감기에 걸렸을 때 일반적으로 의사들이 생수를 많이 마시라고 하는 원리이다. 인류를 위협하는 바이러스성 질병도 일종의 유행성독감이기 때문에 생수의 다량음용을 통해 체내를 정화하고 면역력을 길러 주어야 한다는 것이다. 식이요법은 알려진 대로 씨눈이 살아있는 현미식 등과 마늘, 고추 등 기능성 채소류를 많이 섭취하는 방법이다.

마늘과 고추를 양념으로 한 한국산김치가 동남아에서 인기라는 소식도 있다. 마늘에 항 바이러스, 항 박테리아 성분이 있다는 사실도 밝혀졌고 고추에 비타민 C가 많이 함유돼 있는 사실이 밝혀진 것도 오래 전의 일이다.

고추와 마늘로 양념한 김치의 효능이 전혀 근거 없는 사실이 아니라는 것이다. 그러나 이미 그런 사실들은 자연의학계에서는 가장 기초적인 지식으로 통한다. 일반인들이 관심을 갖지 않아서 잘 모르고 있었기 때문일 뿐이다.

우리국민이 상용하고 있는 야채류 중에 비타민 C가 가장 많이 함유된 것이 고추잎이라는 사실을 아는 사람들이 얼마나 될까. 감이나 귤, 오렌지보다도 고추잎에 비타민 C가 더 많이 함유돼 있다는 것이다. 고추를 재료로 만든 고추장에 고추를 찍어먹던 우리 조상들의 식 습관을 조금만 되새겨 보면 이해가 갈 것이다.

작은 고추가 맵다는 강인한 한국인의 체력의 바탕에 비타민 C가 많이 함유돼 있는 고추가 있었다는 사실을 지금부터라도 알아두면 도움이 될 것이다. 물론 이 경우 온실 속의 고추가 아닌 자연산 고추이다. 강력한 항 바이러스, 항 박테리아 작용을 하는 마늘과 비타민 C가 다량 함유된 고추, 이것들을 양념으로 한 김치, 이런 사실들에 유의하면서 식이요법을 실천하면 면역력 증진에 도움이 될 것이다.

현미잡곡밥과 미역·김·다시마 등 해조류의 섭취도 면역력 강화에 도움을 주는 식습관이다. 알고 보면 별 것 아닌, 그러나 그 실천 유무의 결과는 엄청나게 차이가 나는 평범한 생활 건강법들이다.

건강신문사에서 이미 20여년 전부터 (2009년 기준) 이런 내용들에 관한 책을 출간, 보급하고 있지만 사람들이 별로 관심을 갖지않고 있는 것 같았다. 그러나 전 세계를 두려움에 떨게 하는 전염병인 신종플루, 조류독감, 사스, 에이즈 등을 접하면서 우리가 하고 있는 일이 필요한 일이라는 사실을 새삼 깨닫고 있다.

6. 사람을 살리는 한국농촌, 그 무한한 가능성

자연의학적 측면에서 보면 한국의 농촌은 세계 최고의 경쟁력을 갖추고 있다. 깨끗한 햇볕과 맑은 물, 맑은 공기, 살아있는 흙과 숲, 적당한 고도의 산 등 한국의 농촌은 그 자체만으로도 훌륭한 병원이며 치료제이다.

현대의학으로부터 죽음의 선고를 받은 중증환자들이 무작정 농촌이나 산속으로 들어가 수년 후 소생해서 다시 도시로 돌아오면 현대의학은 이를 기적이라 일컫는다. 그러나 사실은 기적이 아니다.

세계 최고의 경쟁력을 갖춘 우리 농촌의 자연과 먹

거리들이 있었기 때문이다. 어떻게 한국의 농촌과 먹거리들이 사람을 살릴 수 있는지의 의과학적 이론에 대해서는 이 글의 성격상 일일이 논하기는 어렵다. 그러므로 몇몇 사례들을 중심으로 간략하게 소개하고자 한다.

1) 정글법칙의 냉혹한 세계질서

정치나 경제적 논리로 보면 WTO체제다, FTA협정이다 해서 분명히 한국농촌은 경쟁력이 없으며 위기이다. 세계의 지도국들도 표면적으로는 인간의 존엄과 평등, 인류의 공생공영을 부르짖으며 내세우고 있지만 실상은 철저히 정글법칙에 따라 세계질서를 유지시키고 있기 때문이다.

이와 같은 냉혹한 세계질서의 흐름을 직시하면서, 그래도 국가와 국민을 이끌어가는 지도자가 있는 나라의 국민들은 행복한 사람들이다. 잘 먹고 잘 살수가 있기 때문이다. 그러나 지금 우리나라, 특히 한국의 농촌은 어떠한가? 다시 말해 잘 먹고 잘 살수가 있는 곳인가?

이 물음에 대한 농촌의 장밋빛 미래의 해법을 자연의학적 관점에서 전망해 보기로 한다. 농촌의 자연과 먹거리들을 얼마든지 자연의학적으로 상업화, 산업화할 수가 있기 때문이다.

먹고 살기에 급급했던 인류는 21세기에 접어들면서 생존에 대한 최소한의 위협으로부터 벗어났다. 그러자 이제는 사람답게 살아보자며 새로운 문명을 요구하고 있다. 그로인해 삶의 질(Quality of Life), 건강, 웰빙(well-being), 무병장수, 친환경 등의 주장들이 쏟아져 나오고 있는 것이다. 이런 주장들의 이론적 배경이 생명논리인데 이 생명논리의 근간이 바로 자연인 것이다.

이 같은 관점에서 한국의 농촌은 세계 최고의 수준인 것이다. 무한한 가능성과 잠재력을 내포하고 있다. 물, 공기, 흙, 숲, 햇볕, 먹거리 등 사람을 살릴 수 있는 거의 모든 요건을 갖추고 있기 때문이다.

이런 천혜의 자원을 두고도 이를 활용하거나 산업화할 수 없다면, 1차 산업위주의 한국농촌은 여전히 위기일 것이고 사람들이 떠나는 적막강산이 될 것이다.

2) 잘못된 농촌관련 운동

어리석은 농촌관련 사회운동의 대표적인 예가 무조건적인 농촌 살리기 캠페인과 농촌사랑 등이다. 단체장이나 기업들은 경쟁이라도 하듯이 자매결연이다, 도농결연이다 하면서 분주하다. 하지만 농촌을 살리기 위한 구체적인 방법론은 별반 없다. 특히 농촌 총각 장가보내기 운동 같은 것은 유행어 표현대로 농촌 총각을 두 번 죽이는 사회운동이다. 이 운동에 공중파방송까지 나서서 부추기는 것은 정말 어리석은 짓이다.

농촌과 농촌총각들의 실상을 장막으로 가린 채 마치 국가, 사회가 나서서 처녀들을 꼬드기는 것 같은 형국이다.

1970년대에도 농촌 총각 문제가 사회문제로 대두되자 범사회적으로 농촌총각 장가보내기 운동이 펼쳐졌었다. 그로부터 30여년이 지난 지금(2009년 기준) 무엇이 달라졌는가. 장가 못간 농촌총각들의 나이만 더 많아졌을 뿐 농촌은 여전히 처녀들이 기피하는, 그래서 사람답게 살 수 없는 곳으로 인식돼 있다. 달라진 것이라면 70년대와는 달리 동남아 등지에서 처녀들을 수입(?)해서 짝짓기 해주는 신풍속도가 생겼다는 것이

다. 단일민족에서 혼혈민족으로 전환되는 전환기의 모습을 보여주고 있는 것이 변화라면 변화이다. 농촌이 살맛나고 농촌 총각들이 경쟁력이 있다면 왜 처녀들이 기피하겠는가.

또 하나 잘못된 사회운동중의 하나가 맹목적인 농촌사랑이다. 농촌과 농업인이 힘들고 어렵다고 해서 대책 없는 동정을 베푸는 것은 오히려 자생력과 경쟁력을 약화시킬 뿐이다. 고급아파트 단지에 임시장터를 열고 농산물 좀 팔아준다고 농촌사랑의 전부가 아니다. 자본주의의 상징인 백화점의 한 코너에서 농특산물 판매행사를 요란하게 진행한다고 해서 농촌과 농업인에 대한 사랑 실천을 다했다고 할 수는 없다.

진정한 농촌 살리기 운동, 농촌사랑은 농촌과 농업인들이 자생력과 경쟁력을 갖출 수 있도록 해주는 것이다. 그저 물고기를 잡아 줄 것이 아니라 거칠고 사나운 비바람이 몰아쳐도 꿋꿋이 살아남아 물고기를 잡을 수 있도록 능력을 길러주어야 하는 것이다. 세계 어느 나라 농촌, 농업인들과 겨루어도 살아남을 수 있고 이

길 수 있는, 어떤 수입농산물이 밀려와도 대응할 수 있는 근본적인 방법을 가르쳐주어야 하는 것이다. 그 한 방법이 천혜의 자연을 활용하는 자연의학이 될 수도 있다는 것이다.

3) 한국농촌, 신문명 중심 될 수도

21세기가 요구하는 신문명의 생명논리 관점에서 보면 한국농촌은 분명히 세계 최고의 경쟁력을 갖추고 있다. 자연을 다스리고 자연을 정복할 수 있다는, 인간의 자연에 대한 지배론적 우월사상은 21세기에 들어서면서 반성의 모습을 보이고 있다. 자연과의 공존이 아닌 자연의 파괴와 정복은 이제 재앙으로 인류에게 되돌려지고 있으며 이 재앙으로 인해 지금도 인류는 세계도처에서 혹독한 대가를 치루고 있는 것이다.

가뭄과 홍수, 지진, 해일, 사막, 태풍, 기상이변 등이 그 대표적 사례들이다. 그럼에도 한국의 농촌은 이 모든 극단적인 재앙들로부터도 비교적 멀리 비껴져 있지 않은가.

자연이 생명에 미치는 영향이 얼마나 놀라운지는 지금 세간에서 회자되고 있는 폐계 이야기로도 증거된다. 양계장에서 가장 처치곤란인 것이 용도가 다한 폐계라는 것인데 양계업자들의 골칫거리인 이 폐계를 또 전문적으로 수거해 가는 업자들이 있다는 것이다. 그런데 폐계 수거 전문업자들은 폐계를 수거해서 폐기처분하지 않고 자연에 방목한다는 것이다. 그런 후 일정 기간이 지나면 놀랍게도 폐계는 싱싱한 영계로 변해 고가로 야생 닭 전문음식점으로 팔려간다는 것이다.

이처럼 자연은 폐계에게만 새로운 생명을 주는 것이 아니다. 자연은 그를 믿고 인정해 주는 사람에게도 새 목숨을 주고 있다. 농촌의 자연과 우리 먹거리로 중병을 이기고 다시 살아난 사례는 무수히 많다.

파스퇴르의 세균설과 미국의 거대자본과의 합작품으로 태동된 현대의학에서도 최근 들어 이 같은 자연의 놀라운 치료효과를 인정, 대체의학(Alternative Medicine)이라는 정식 교과목으로 의과대학생들에게 가르치고 있다. 우리나라에서는 일부 의과대학에서 대체의학 대학원까지 설립해서 교육하고 있기도 하다.

그러나 복제인간이 가능한 첨단 의과학의 시대임에도 현대의학이 치료할 수 없는 난치, 불치병 환자들은 너무 많다. 그런 죽음의 선고를 받은 난치, 불치병 환자들에게도 농촌과 우리 먹거리들은 작지 않은 희망이다. 그 희망의 몇몇 증례들을 소개하면서 글을 맺는다.

4) 자연이 되살려준 새 생명들

서울의 한 대학병원에서 말기간암으로 2개월 시한부 선고를 받은 김모씨. 현대의학의 치료불가 판정으로 고향으로 내려간 김씨는 자연과 음식으로 병마와 싸웠다. 김씨의 몸에는 여전히 간암세포가 있지만 일상생활을 하는데 큰 불편 없이 30여 년째 잘 살고 있다.

현대의학이 포기한 생명을 자연이 되돌려 준 것이었다. 의사들은 불가사의한 기적이라고 말하지만 자연과 신토불이 먹거리들이 자신을 살려냈다고 김씨는 증언한다.

결핵으로 4시간 선고를 받았던 또 다른 김모씨는 선

고를 받은 날로부터 60년 이상을 더 살고 있다. 그 사이 대장암 수술을 두 번이나 더 받고 저혈압, 심장병 등으로 시달리기도 했지만 자연은 끝내 김씨를 버리지 않았다.

서울의 유명대학병원에서 1970년대에 말기 간경화로 치료불가 판정을 받은 백모씨도 자연과 우리 먹거리로 죽음의 늪에서 벗어났다. 간 기능이 저하돼 복수로 배가 남산만큼 부풀어 올랐지만 백씨는 이를 물고 오히려 야산을 개간하고 농사일을 거들었다. 건강을 회복한 후 백씨는 자신의 병을 고쳐준 우리농산물을 재배해서 큰 돈을 벌기도 했다.

중증의 당뇨환자였던 안모씨. 합병증으로 쓰러져 심장수술까지 받았지만 자연과 먹거리를 통한 치료로 10여 년째 건강한 생활을 보내고 있다.

뇌졸중으로 쓰러져 대학병원 중환자실에 있다가 죽음의 선고를 받고 퇴원했던 김모 목사도 자연과 우리 먹거리로 다시 살아났다.

말기 위암으로 인생을 포기한 채 강원도의 한 폐가로 들어갔던 이모씨도 5년이 넘도록 건강하게 살고 있다. 모두 떠난 빈 농가에서 텃밭을 가꾸며 죽음을 준비하던 이씨에게 자연은 오히려 새 생명을 주었던 것이다. 이외에도 우리농촌, 우리 먹거리가 살려낸, 현대의학이 포기했던 환자들은 무수히 많다.

자연과 우리 먹거리가 절대적이라고 할 수는 없지만 첨단 의과학이 포기한 환자들에게 희망인 것만은 틀림없다. 눈부신 현대의학의 혜택과 성과를 부인하는 것은 아니지만 자연의 치유능력 또한 간과해서는 안 될 것이다.

지금부터 꼭 20년전인 1985년 필자는 저 출산, 초고령화와 유비쿼터스 시대의 도래를 주장했지만 대부분의 사람들은 별로 관심을 기울이지 않았다. 한국농촌의 자연의학적 전망은 다시 또 20여 년쯤 뒤에나 평가 받을 수도 있을 것이다.

〈생활과 농약 / 2005. 9월호 논단〉

평생에 단 한가지 정보만 얻더라도 그 가치가 충분한 책!

Since 1991

건강신문사
도서목록

"조금만 더 일찍 건강신문사를 알았더라면……
지금도 늦지 않았습니다.
귀하의 건강(목숨)과
부귀영화를 지키십시오."

1

감기

수 많은 독자와 블로거들이 찬사를 보낸 책!
감기 바이러스의 가장 안전한 치료와 예방법

감기에서 백혈병까지의 비밀

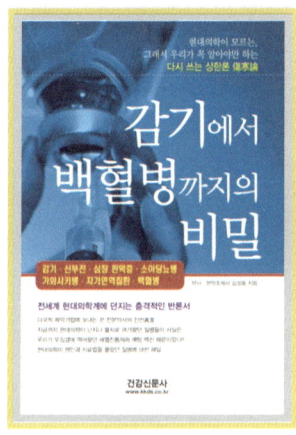

저자 김성동 약사
페이지 656 / 가격 30,000원

감기 바이러스의 공포로부터 벗어나는 법
스스로 감기를 치료하고 예방하는 법!

이 책은 감기 치료법과 예방법 및 감기 백신에 관한 충격적인 내용이 수록돼 있다. 감기 치료법과 백신, 항생제에 대한 저자의 주장은 충격적이다. 사실상 전 세계 현대의학계와 다국적 제약기업에 보내는 한 전문 약사의 양심적인 반론서이다.

지금까지 현대의학이 난치나 불치로 여겨왔던 질병들이 사실은 우리가 그동안 무심결에 복용해 왔던 해열진통제와 예방백신 때문이었다는 주장이다.

'코로나 19' 팬데믹 시대에 자신과 가족을 지키기 위해서라면 반드시 읽어보아야 할 필독서이다.

의사와 병원이 몰라서 못 알려주는
30분만에 끝내는감기몸살 자연치료법

감기몸살 30분 요격법

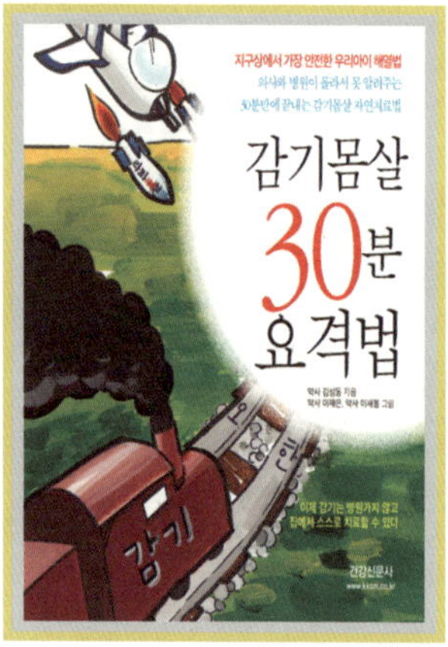

글 **김성동** 약사 그림 **이재은** 약사
페이지 128 / 가격 12,000원

'코로나 19', '사스', '메르스', '에볼라', '신종플루'는 모두 호흡기 증후군을 유발하는 감기 바이러스다. 이들 바이러스가 한 번씩 창궐할 때마다 전 세계는 두려움과 공포에 떨며 야단법석이다. 이 책은 이 같은 감기 바이러스들로부터 나와 내 가족을 스스로 지킬 수 있는 자연 치료법을 소개하고 있다.

특히 영·유아를 둔 부모나 주부라면 반드시 알아두어야 할 평범하지만 놀라운 내용이 수록돼 있다.

누구나 가정에서 쉽게 실천할 수 있는 생활요법들이다.

전세계 자연의학의 선구자 폴.C.브래그 박사의
강력한 신경력 증진법!

공황장애, 우울증, 불면증 고치는 중추신경 자율신경 강화법

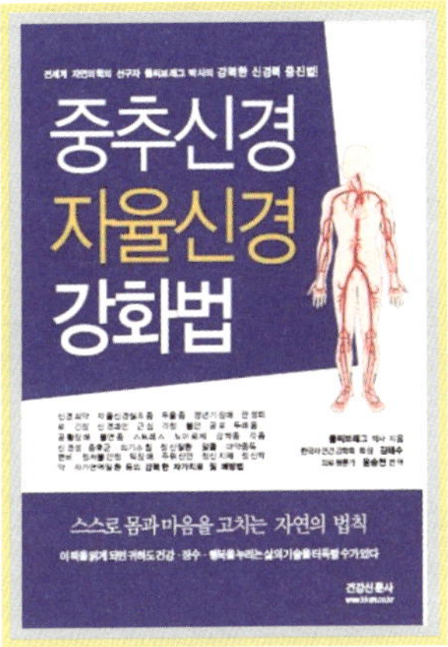

저자 폴. C. 브래그
역자 김태수, 윤승천
페이지 288 / 가격 15,000원

공황장애, 우울증, 불면증, 조현병, 신경쇠약, 갱년기 장애, 틱 장애, 정서불안 등의 질환을 약을 먹지 않고도 스스로 고칠 수 있다.

이 책을 읽게 되면 누구든지 이런 질병들로부터 벗어나 건강·장수·행복을 누리는 삶의 기술을 터득할 수가 있다.

신경력의 약화에서 오는 수많은 정신질환과 우울증, 공황장애, 향정신성의약품 중독 등 많은 개인적·사회적 문제들을 스스로 예방하고 근본적으로 고칠 수 있는 길을 안내해 준다.

사람을 살리는
단식의 원리와 실천방법을 소개한 책!

단식: 건강하게 오래 사는 법

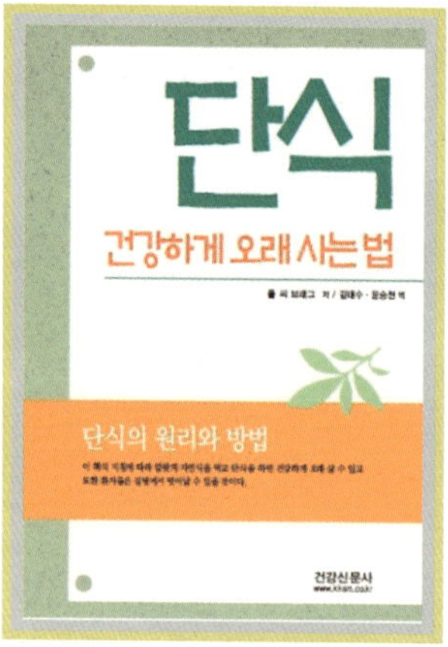

저자 폴. C. 브래그
역자 김태수, 윤승천
페이지 304 / 가격 15,000원

국내 최초의 단식 건강법의 교과서!

어떻게 하면 건강하게 오래살 수 있을까. 많이 또 잘 먹는다고 다 좋은 것만은 아니다.

세포와 육체에 휴식을 주는 단식도 건강하게 오래살 수 있는 한 방법이 될 수 있다. 합리적이고 효과적인 단식요법으로 육체적·정신적으로 인간을 다시 젊어지게 할 수 있다는 것이다.

단식에 대한 완전한 지식만 있다면 늙어가는 것에 대한 공포로부터 벗어날 수 있을 뿐 아니라 건강하게 오래 살 수 있다. 누구나 실천할 수 있는 단식에 관한 모든 내용이 소개돼 있다.

2

당뇨

중국 황실과 민가에서 5천년동안 전해 내려온
놀라운 생활건강법

중국 5천년 비전秘傳건강법

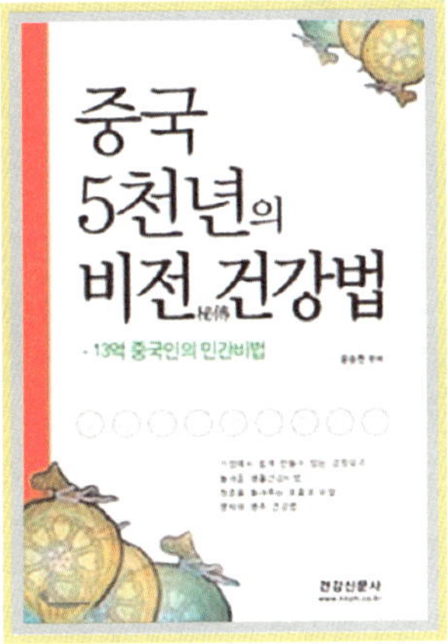

편저자 윤승천 의료평론가
페이지 238 / 가격 20,000원

중국에서 전해 내려온 무병장수와 강정에 관한 비법들을 일반인들이 쉽게 볼 수 있도록 모아 엮은 책이다. 가정에서도 만들 수 있는 강정요리, 생활 건강을 위한 비법, 청춘을 돌려주는 호흡과 마찰, 명차와 명주 건강법 등이 알차게 수록되어 있다. 가정이나 일상생활에서 누구든지 쉽게 따라할 수 있는 병을 고치고 예방하는 음식, 힘을 넘치게 하는 정력 강화법, 노화를 방지하고 동안 피부를 만드는 놀라운 생활건강법에 관한 내용들이다.

이 책에서 소개한 식품과 건강법들은 현재 대부분 제품화되어 시중에서 판매되고 있다.

발 관리, 발 마사지, 발지압
정통 표준 교본!

정통 지압 발 마사지(표준)

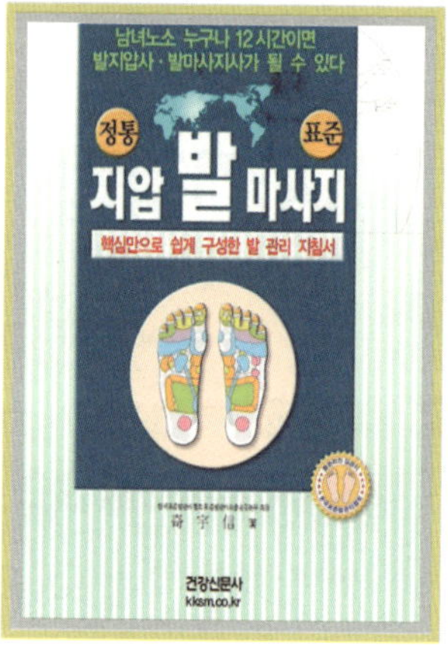

저자 **기우신**
페이지 240 / 가격 20,000원

이 책은 발 관리, 발 마사지, 발지압을 체계적이면서 빠르고 정확하게 배우고 싶은 사람들에게 꼭 필요한 책이다. 특히 발 관리 업소를 운영하거나 발 관리를 통한 건강관리에 관심있는 사람에게 필독서이다.

이 책은 지난 2000년대 초 국내에 아직 발관리, 발마사지, 발지압 등 발 관리의 필요성에 대한 인식이 별로 없던 시절, 발관리를 국민운동으로 확산시킨 국내 최초의 정통 표준 발관리 교본이다.

현재 국내에 소개되고 있는 발 반사구에 관한 이론과 그림은 사실상 대부분 이 책을 통해 보급된 내용이다. 국민건강증진 차원에서 발관리, 발마사지, 발지압을 보급하기 위해 짧은 시간에 습득할 수 있도록 판형도 크게 크라운판으로 하고 발 반사구 그림 위주로 쉽게 설명했다.

'왜 니시건강법인가' 니시건강법이 말하는
'건강하게 오래사는 법'

세계 최장수국 일본의 무병장수 비법秘法 니시건강법

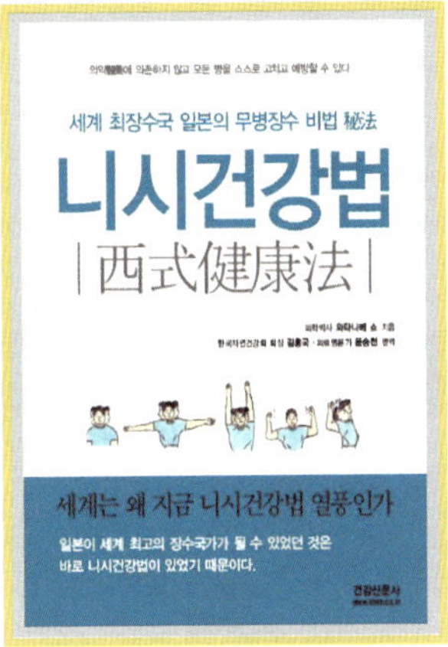

저자 와타나베 쇼
역자 김흥국, 윤승천
페이지 246 / 가격 15,000원

'누구나 실천 할 수 있는 니시건강법'
한국에 '니시건강법' 붐을 일으키게 한 바로 그 책!
의약醫藥에 의존하지 않고 모든 병을 스스로 해결할 수 있다.
세계 최장수국 일본의 무병장수 비법秘法, 세계는 왜 지금 니시건강법 열풍인가?
니시 선생은 오랫동안 동서고금의 많은 건강법을 연구하여 새로운 건강법을 창안했다. 현대의학이 눈부시게 발달한 오늘날에도 그가 만든 건강법은 빛을 바래기는 커녕, 많은 사람들에게 더욱 그 가치를 인정받고 있다.
2차 대전에서 패망한 일본과 일본 사회에 활력을 불러 일으켜 준 책이다.

비타민 알고 먹으면 만병 통치약!
모르고 먹으면 독!

비타민 효능과 복용법

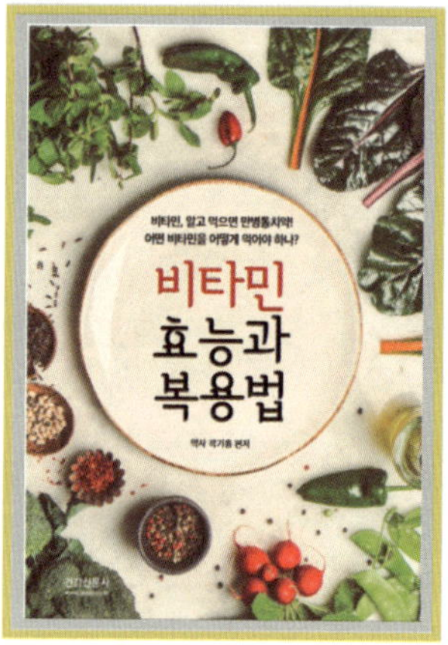

저자 **곽기홍 약사**
페이지 376 / 가격 20,000원

"어떤 비타민을 어떻게 먹어야 하나? 당뇨인데 무슨 비타민을 먹으면 되느냐? 암에 좋은 비타민은 있느냐? 비타민은 아무 때나 그냥 먹기만 하면 되느냐? 비타민은 치매도 예방하느냐?"

비타민과 미네랄이 젊음과 건강을 위해 필요하고 좋다는 사실은 다 알고 있다. 그러나 효능과 복용법에 대해서는 대부분 잘 알지 못한다. 알더라도 추상적으로만 알고 있다.
암이나 당뇨, 뇌졸중, 치매같은 큰 병도 비타민과 미네랄같은 소량 영양소의 결핍으로부터 시작된다는 사실에 대해서도 사람들은 잘 인지하지 못한다. 이 책은 비타민의 모든 것에 관한 종합안내서이다.

3

치매

고령화 시대, 치매와의 공존을 위한
국내 최초 '치매 종합 안내서'

치매와의 공존

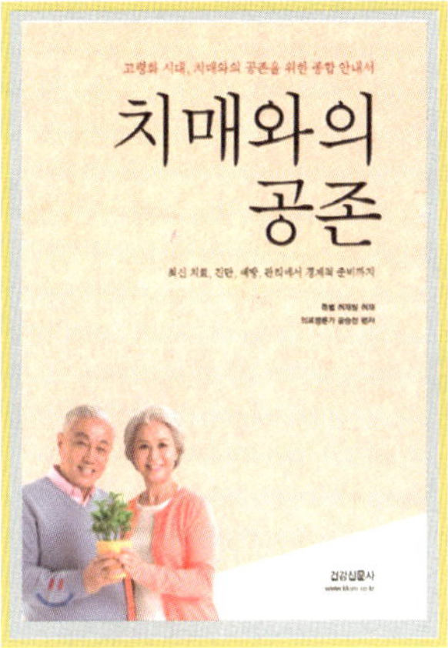

저자 **윤승천**
페이지 384 / 가격 20,000원

준비 안 된 치매는 본인과 가족은 물론 국가적으로도 재앙!
현재로서는 가장 효율적인 공존만이 최선책!

의술의 발달로 평균수명이 늘어 100세 시대가 현실화됐지만 마냥 좋아할 수만은 없는 입장이다. 암보다 더 무섭다는 치매의 역습이 시작됐기 때문이다.

'노망', '망령'으로 우리에게 더 잘 알려진 치매는 이제 암과 함께 인간이 가장 두려워하는 질병이 되었다. 짧게는 2~3년, 길게는 20여년의 장기간병을 요구하는 치매는 환자에게도, 치매가족들에게도 너무도 큰 짐을 지우며, 사회 국가적으로도 엄청난 손실이자 재정적으로 큰 부담이다.

이 책은 치매 예방, 진단, 치료, 관리에서 경제적 준비까지 치매와 공존할 수 있는 가장 합리적인 방법을 안내하고 있다.

국내 최초로 수소 수를 소개한
수소 수 시대 입문서

이제는 수소 수 시대

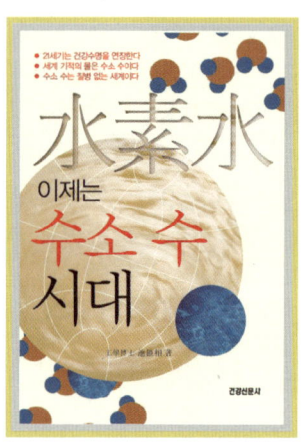

저자 **지은상** 이학박사
페이지 286 / 가격 16,000원

『이제는 수소 수 시대』는 물의 기초적인 내용부터 수소란 무엇이며 수소기술의 입문, 그리고 깨끗한 물, 만족도 높은 물, 건강을 살리는 물인 수소 수에 대한 이해를 도와주는 책이다. 수소 수의 질병에 대한 효과와 수소 수를 이용한 치료 사례를 상세하게 소개하고 있으며, 수소 수에 대한 다양한 궁금증을 문답을 통해 풀어주고 있다.

세계 5대 기적의 물(聖水)은 수소를 함유한 수소 수라는 것이 저자의 주장이다.

수소수를 국내 최초로 소개한 수소수 교본으로 저자는 이 책을 통해 국내에 수소 수 붐을 일으켰다.

4

암

현대의학이 포기한 암을 고치는
식사요법의 비밀을 밝힌다

암을 고치는 막스 거슨 식사 요법의 비밀

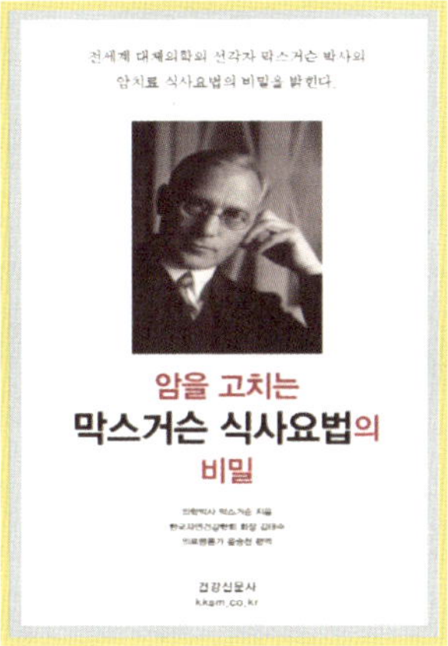

저자 막스 거슨 의학박사
역자 김태수, 윤승천
페이지 376 / 가격 20,000원

많은 의사와 과학자들이 막스거슨 박사가 치료했던 여러 암환자들의 결과를 보고는 그들 각자에 대한 치료법을 소개해달라고 부탁해왔다. 그때마다 각 치료법의 근거나 설명을 일일이 완벽하게 할 수가 없어서 거슨 박사는 이 책을 쓰기로 했다. 이 책에는 거슨 박사가 30년 이상 치료한 임상체험들과 이미 발행했던 치료법의 처방전 내용을 소개하고 있다. 많은 환자들은 암과 당뇨병, 심장병, 고혈압, 관절염, 백내장, 뇌졸중 등 합병증을 앓고 있다. 인체가 치유되면 모든 질병이 사라지지 어느 한 질병만 낫는 것은 아니다. 진정한 치료를 하면, 모든 질병이 동시에 사라지게 된다는 것이 막스거슨 박사의 주장이다.

현대 의학의 한계를 극복한
다양한 암 승리자들의 생생한 실천기록

막스거슨 요법으로 암을 고친 **암 승리자들의 증언**

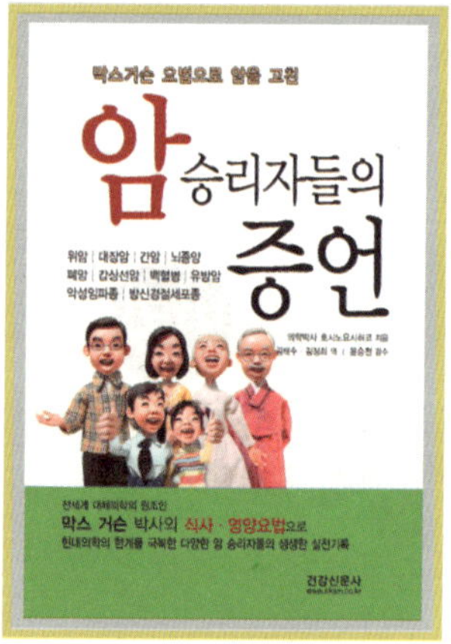

저자 **호시노 요시히코** 의학박사
역자 **김태수, 김정희**
감수 윤승천 의료평론가
페이지 368 / 가격 20,000원

이 책은 대장암에서 전이된 간장암을 선고받은 의사와 주변의 다른 암환자들이 스스로 식사와 영양요법으로 암을 극복한 구체적인 체험기이다. 독일 출신의 미국의사 막스거슨 박사가 1백여 년전에 개발한 '암의 식사·영양요법'은 현재는 현대의학의 정통요법중의 하나로 인정받고 있다. 의학박사이면서 대학병원 의사인 저자는 다른 암환자도 식사·영양요법을 통해 암을 극복할 수 있다고 강조한다. 그의 동료 대학병원 의사도 이 책이 암환자들에게 희망의 별이 되어 암 치료의 새로운 시대의 막을 여는 지침서가 될 것이라며 이 책을 강력히 추천하고 있다.

미국의학계는 왜 암을 고치는
막스거슨박사의 치료법을 감추려고 했을까?

막스거슨 박사의 암치료 비법

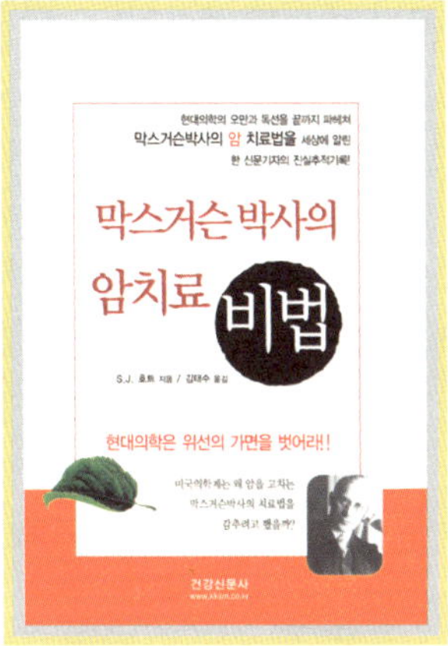

저자 S. J. 호트 역자 김태수
페이지 264 / 가격 15,000원

수술이나 항암제가 아닌 식사요법으로 현대의학이 포기한 암을 고쳤다고 하면 당신은 과연 믿겠는가. 이 책을 읽게 되면 암 치료에 대한 당신의 고정관념이 틀렸다는 사실을 알 수 있게 된다. 암을 고치는 방법은 1백 가지가 넘는다. 그런데도 현대의학은 수술이나 항암제, 방사선 치료 등 3~4가지만 절대적으로 신봉한다. 이런 의료계의 고정관념은 50년 전이나 100년 전이나 지금이나 별반 다르지 않다.

이 책은 1백여년 전에 식사요법으로 암을 고칠 수 있다고 주장하며 실제로 많은 암 환자들을 고친 천재 의사 막스거슨 박사의 선각자적 활동에 대한 한 언론인의 생생한 기록이다.

암을 고치고 예방하려면,
인체의 잠자는 면역을 깨워라

21C 최신 암의 면역요법

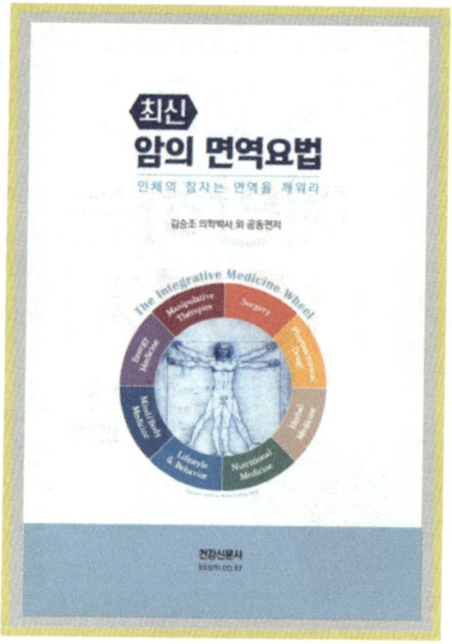

저자 김승조 의학박사
페이지 128 / 가격 12,000원

암의 면역치료법에 관한 21C 최신 정보를 살펴볼 수 있는 면역치료법 안내서이다. 한독생의학학회(회장 김승조 박사)는 암환자와 가족들에게 올바른 정보제공을 위해, 국내 암재활 전문의 29명과 공동으로 '최신 암의 면역요법'을 펴냈다.

저자들은 암 면역치료에는 다양한 면역증강요법들이 있지만 가장 중요한 것은 "어떻게 하면 면역세포들이 암세포를 잘 감지하고 공격하는 기능을 살릴 수 있는가?"라는 것이라며, 이같은 암 면역 치료에 대해, "면역체계 활성화를 위해 무슨 치료를 우선으로 할지와 같은 '치료의 순서 정하기'가 선행돼야 한다"고 주장한다. 그래서 인체의 잠자는 면역을 깨워야 한다는 것이다.

내게 맞는 최적의 치료법을 찾으면
암도 고칠 수 있다

암을 고치고 예방하는 110가지 방법

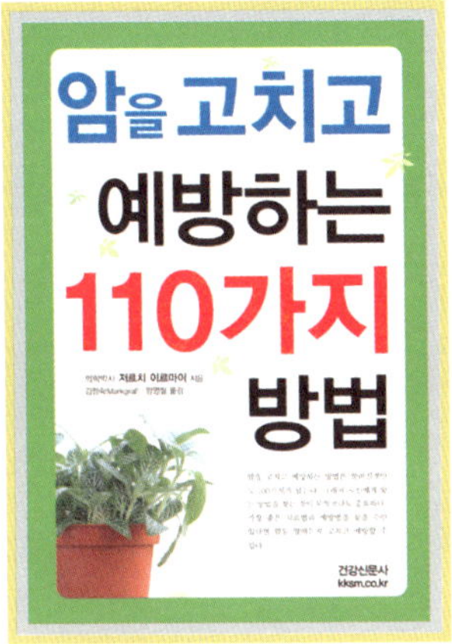

저자 저르치 이르마이
역자 김정숙, 양영철 의학박사
페이지 519 / 가격 30,000원

귀하는 암 치료법을 몇가지나 알고 있는가? 3가지? 아니면 5가지?

독일 등 유럽 선진국에서 백만부 이상 팔린 암 치료·예방법의 백과 사전.

이 책은 현재 전세계 의료계에서 시술하고 있는 거의 모든 암치료법을 소개한 사실상 암치료법에 관한 백과사전이다.

최첨단 치료술에서부터 동서양의 대체의학, 자연의학 등 암치료에 효과있는 무려 110가지 방법을 소개하고 있다.

이 책을 읽게 되면 특히 암환자들이나 가족들이 어떤 현대의학적 치료나 대체요법을 선택해야 할지 선택하는데 큰 도움이 된다.

현대의학과 자연의학을 공부한 암전문가가 번역하였다.

감기, 암, 당뇨, 뇌졸중(중풍), 비만, 심장병,
고혈압, 에이즈까지 고치고 예방하는

김용태 약사의 오줌요법 URINE THERAPY

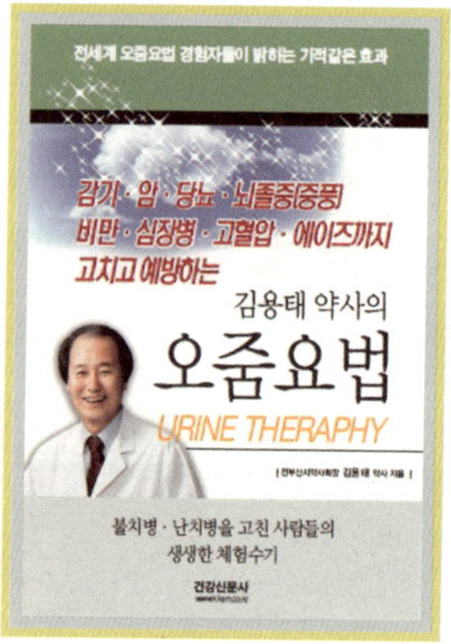

저자 김용태 약사
페이지 352 / 가격 20,000원

"오줌만큼 좋은 약은 세상에 없다. 오줌은 세상에서 가장 깨끗하고 좋은 생명수이다. 오줌만큼 효과가 좋고, 부작용이 없고,돈이 들지 않고 편리하게 사용할 수 있는 상비약은 세상에 없다. 오줌은 인체의 모든 정보가 입력된 신비한 천연체액이다. 내가 오줌요법을 하게 된 동기는 오줌이야말로 하나님이 건강하게 살아가라고 만들어 주신 특별한 선물이라는 것을 깨닫고 부터이다."

『김용태 약사의 오줌요법』은 전세계 오줌요법 경험자들이 밝히는 요료법을 소개한 책이다. 감기, 암, 당뇨, 뇌졸중(중풍), 비만, 심장병, 고혈압, 에이즈까지 고쳤다고 주장하는 사람들의 생생한 체험수기를 담고 있다.

45년 간장병 전문 약사가 전하는
희망의 메세지!

지방간, 간염, 간경화, 간암 고칠 수 있다 간은 부활된다

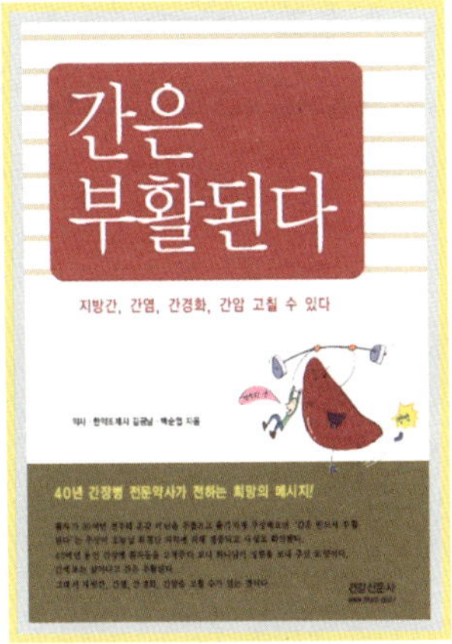

저자 김광남, 백순엽 약사
페이지 312 / 가격 15,000원

간장병이 불치의 병으로 알려진 시절 용기있게 경험으로 '간장병은 결코 불치의 병이 아닌 치료될 수 있는 병'ㅌ이라고 주장했던 45년 전문약사의 확신에 찬 주장이 소개돼 있다.

저자의 주장은 세월이 흐르면서 간세포가 재생되고, '간은 부활된다'는 사실이 첨단의학에 의해 증명됐다. "세상에 불치병이란 없다. 인간이 치료방법과 치료약을 모를 뿐이다."라는 저자의 무병장수에 대한 이론은 대체의학 또는 자연의학이라는 이름으로 지금 국내에서 붐을 일으키고 있다. 저자의 주장이 상식에 기초했기에 많은 사람들에게 공감을 얻고 있는 것이다.

2개월 시한부 말기 간암을 고치고
28년째 살고 있는 김응태 씨의

간질환 고치는 기적의 식이요법

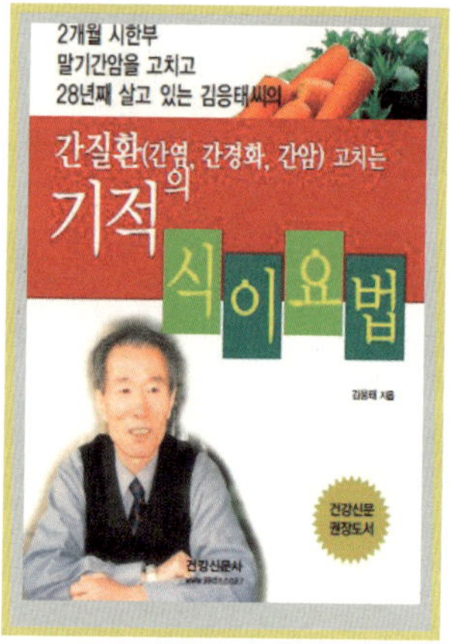

저자 김응태
페이지 192 / 가격 12,000원

2개월 시한부 말기 간암을 고치고 28년째 살고 있는 김응태 씨의 간질환(간염, 간경화, 지방간, 간암)고치는 기적의 식이요법.

절망적인 간장병에도 이렇게 하면 살수 있다. 무엇이 도움이 되고 무엇이 나쁜지 정확하게 알고 실천하면 간장병은 절대 회복된다. 저자 자신이 직접 체험했던 투병기로 구체적이면서 세심한 식이요법을 담은 건강서이다. 병의 근원이 되기까지, 간장병의 자각증상, 치료불가의 중병에 걸리다, 간이 원하는 6가지 영양, 간장병에 해로운 식품, 단백질의 중요성, 적당한 운동과 아침 목욕, 삶과 죽음의 기로에 우뚝 선 태양 등으로 구성되어있다.

5
뇌졸중

서울대 출신 국내 최고의 해부학 전문교수가 밝히는
체질감별법의 교본

사상체질 팔상체질 감별법

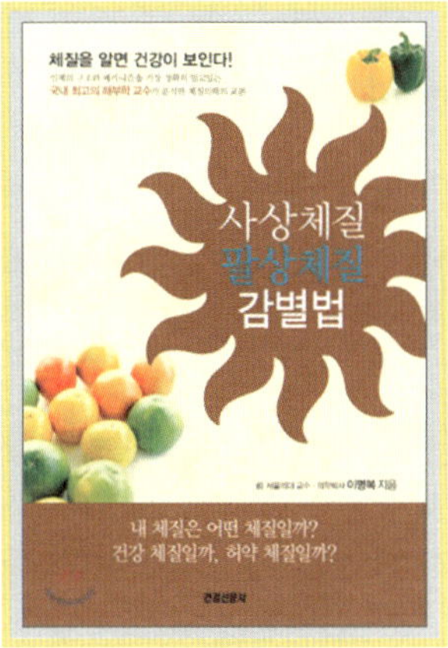

저자 **이명복** 의학박사
페이지 195 / 가격 15,000원

"인간은 천부적으로 타고난 오장육부 五臟六腑의 허실虛實이 있고, 사람마다 각기 체질이 다른 만큼 그 체질에 맞는 약재를 써야 한다. 나는 이 진리를 옛 사람들로부터 전해온 저술과 내 자신의 오랜 경험 및 연구를 통해 발견하였으며, 앞으로 내가 죽고 1백년 뒤에는 반드시 이 사상의학四象醫學이 사람들에게 널리 쓰이는 시대가 올 것이다."

– 사상의학 창시자 이제마

체질을 알면 그 병의 반은 치료된 것이나 다름없다. 그리고 체질에 맞는 좋은 음식과 해로운 음식, 좋은 약재는 분명히 있다. 자신의 체질을 진단하고, 자신의 몸에 맞는 음식을 가려 먹으면 웬만한 질환은 아무런 문제가 되지 않는다.

서울대 출신 국내 최고의 해부학 전문교수가 밝히는
체질별 식이요법의 교본

사상체질 팔상체질 식이요법

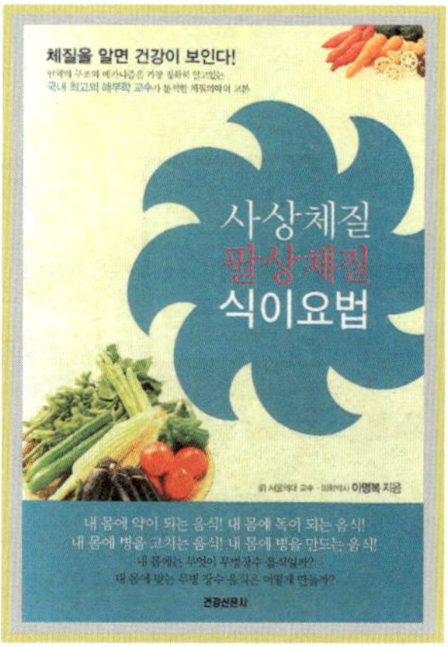

저자 **이명복** 의학박사
페이지 203 / 가격 15,000원

인체의 구조를 가장 정확히 알고 있는 국내 최고의 해부학 교수가 분석한 체질의학 교본이다. 자신의 체질을 진단하고, 자신의 몸에 맞는 음식을 가려 먹으면 웬만한 질환은 문제가 되지 않는다.

약이 되는 음식, 독이 되는 음식, 병을 고치는 음식, 병을 만드는 음식에 관한 자세한 정보를 실었다.

체질을 알면 그 병의 반은 치료된 것이나 다름없다. 그리고 체질에 맞는 좋은 음식과 해로운 음식, 좋은 약재는 분명히 있다.

이 책은 사실상 체질별 식이요법의 교본이다.

난치·불치병을 근본적으로 고치는 비법

니시 생채식 교본

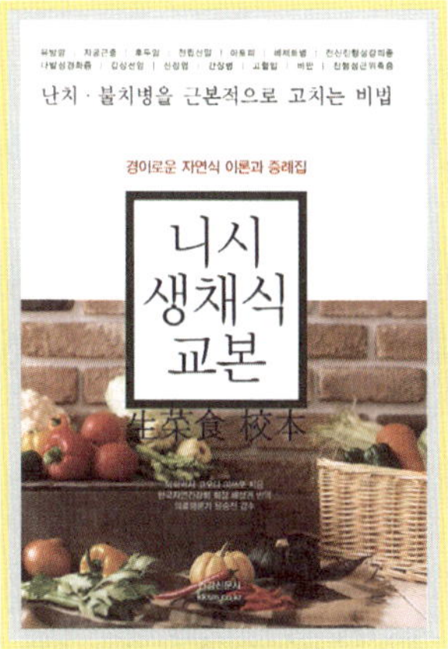

저자 고오다 미쓰오
역자 배성권
페이지 356 / 가격 20,000원

『니시 생채식 교본』은 난치 · 불치병을 근본적으로 고치는 자연식, 생채식을 소개하는 책이다.

서의학의 창시자 서승조 선생의 생식요법을 이론적 배경으로 하여 현대의학을 전공한 고오다 선생이 직접 생체 실험을 한 실제적 기초를 바탕으로 하였다.

이를 임상에 응용하여 많은 난치병을 치료한 기록을 소개한다.

신비의 야채스프로 생명을 살린다
채식 습관으로 불치의 암 몰아낸다

이대성 야채수 건강법

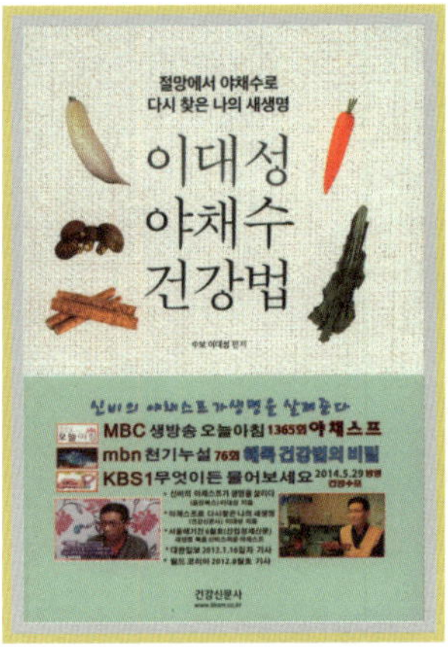

저자 **이대성**
페이지 160 / 가격 12,000원

위·식도·담낭·췌장·비장을 잘라내고도 어떻게 건강하게 살고 있을까? 이 책 한권이면 당신도 야채수 건강법을 실천할 수 있다.

혹시 암을 극복했다 해도 2년 안에는 재발할 가능성이 80% 정도임을 현대의학에서는 상식으로 알고 있었으나 그는 만 12년을 넘게 건강하고 생기있게 살아가고 있지 않는가?

말기암에서 회생하여 새 삶을 살고 있는 환자에게 있어 12년은 건강한 사람의 30년보다도 더 긴 세월 아니겠는가!

말기암, 당뇨(480)를 살려놓은 기적같은 건강법의 비결!

6
기타

99% 완치이론과 실천 방법. 아토피·건선 치료 최종 답!
유산균 세포교정요법

아토피 건선 99% 치료법

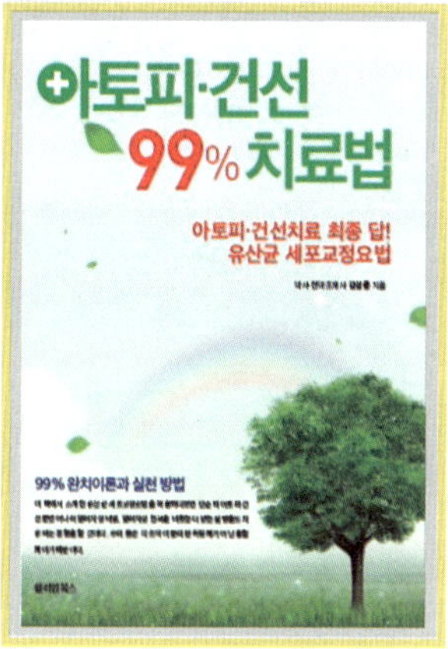

저자 김성동 약사
페이지 184 / 가격 15,000원

아토피와 건선으로 고생하는 피부병환자들이 의외로 많다. 가려움증과 진물로 수년에서 수십년간 고통을 겪는 경우도 있다. 이 책 「아토피·건선 99% 치료법」은 난치성 피부병으로 알려진 아토피와 건선을 세포교정 영양요법으로 사실상 완치할 수 있다는 내용이다. 저자는 아토피와 건선을 피부 문제로만 보지 않고 피부는 내장의 거울이라는 관점에서 장관면역과 간 기능의 문제에서 해답을 찾고 있다. 「현대의학이 모르는 감기에서 백혈병까지의 비밀」 저자 김성동 약사의 아토피·건선을 고치는 세포교정 영양요법이 소개돼 있다.